Radionik

einfach und für alle

Angelika Katterbach

Radionik

einfach und für alle

Bibliografische Information der Deutschen Nationalbibliothek

Die Deutsche Nationalbibliothek verzeichnet diese Publikation in der Deutschen Nationalbibliografie; detaillierte bibliografische Daten sind im Internet über http://dnb.d-nb.de abrufbar

Titelbild:
© ELEN - Fotolia.com
Herstellung:
PublikationsService® – Produktion & Verlag
Armin Zupan, München
www.publikations-service.de

Dieses Buch wurde auf chlor- und säurefreiem
Papier gedruckt
Printed in EU
999.

ISBN 978-3-936904-50-5

Haftungsausschluß

Die hier vertretenen Meinungen sind die Meinungen der Autorin und erheben keinen Anspruch auf Allgemeingültigkeit. Die Ratschläge in diesem Buch sind von der Autorin und dem Verlag sorgfältig erwogen und geprüft. Dennoch kann eine Garantie nicht übernommen werden. Eine Haftung der Autorin bzw. des Verlages und seiner Beauftragten für Personen-, Sach- und Vermögensschäden ist ausgeschlossen. Die Radionik und ihre Anwendung ersetzt nicht den Weg zum Arzt!

Als Gott das Universum schuf,
war seine geringste Sorge,
es so zu schaffen,
dass wir es verstehen.

Albert Einstein

Inhalt

Vorwort von David Snoad

Angelika Katterbach hat mich gebeten, ein Vorwort zum vorliegenden Buch zu verfassen. Ich danke ihr von ganzem Herzen, dass sie mir hiermit die Gelegenheit bietet, in Bezug auf „Radionik“ einiges richtig zu stellen!

Ich selbst bin praktizierender Heilpraktiker (kantonal approbiert) in Heiden im schönen Kanton Appenzell Ausserrhoden in der Schweiz und habe über die letzten 25 Jahre mit energetischer und Informationsmedizin viele Erfahrungen sammeln und den „Radionik“-Markt beobachten können. Unsere Firma CDS-Enterprises (www.cds-enterprises.ch) ist seit über 25 Jahren im Dienste der innovativen Medizin tätig und meine Frau Carla und ich sind eine Partnerschaft mit der Firma Inergetix CoRe Inc. eingegangen, da die Philosophie und Geschäftsethik dieser Firma unseren Vorstellungen im Bezug auf diese neue Wissenschaft entsprechen.

Und es handelt sich tatsächlich um eine neue Wissenschaft, obwohl dies den meisten Personen, die damit zu tun haben, noch gar nicht richtig bewusst ist und wir alle haben damit ein grundsätzliches Problem! Wir haben noch keinen Wortschatz dafür! Fast gezwungenermaßen verwenden wir oft Begriffe aus der energetischen Medizin. Oft werden Therapien immer noch als „energetische“ Therapien bezeichnet, die nichts mit Energie zu tun haben! Wie zum Beispiel „Geistheilung“! Energie ist ein Begriff aus der Physik! Und Informationsmedizin hat nichts mit der herkömmlichen Physik zu tun! Die eine mögliche Erklärung für die Bezeichnung Radionik ist, dass sie sich aus den Begriffen Radiästhesie (Schwingungsempfindung) und Elektronik zusammensetzt, die zwar stimmt, aber im Grunde genommen eine absolut falsche Bezeichnung ist. Das wusste man aber damals nicht! Man wusste, dass es wirkte, aber nicht wie! Also hat man dem Verfahren einen Namen aus der damaligen aktuellen Zeit und aus dem damaligen Verständnis heraus zugeteilt - „Radionik“. Ich meide deshalb heute den Begriff „Radionik“ und verwende lieber die Begriffe „Informationsmedizin“ und „Informationelle Behandlung“.

Wir senden keine Frequenzen! Wir kommunizieren nur Information und die hat keine Frequenzen. Wir sind in der Quantenphysik! Was sagte schon Goethe? „Die Zahl ist nichts, das Verhältnis ist alles.“ Die Begriffe „Energie“, „Schwingung“, „Besenden“, „Bewellung“ sind Begriffe, die Informationsmedizin, Radionik, Informationsübertragung und informationelle Behandlungen nicht richtig treffen, es sind holprige Begriffe. Gleichwohl ist mir vollkommen klar, dass es uns Menschen schwer fällt, Begriffe für etwas zu definieren, was sich in einem raum- und zeitlosen Gefüge abspielt. Da wir Menschen hier auf der Erde leben, gehen wir immer davon aus, etwas wird da oder dorthin geschickt. Wir können uns nicht vorstellen, dass Information einfach schon da ist. Es ist mir ganz klar, dass für die „normale“ Klientel von Therapeuten, die mit Informationsmedizin arbeiten, die bisherigen Erklärungen nach dem allgemeinen heutigen Wissensstand am plausibelsten scheinen. Wir sind nun mal alle materiell orientiert und Materie hat energetische Eigenschaften. Aber es liegt an uns allen, die mit Informationsmedizin oder informationellen Behandlungen arbeiten, endlich ehrliche Klarheit zu schaffen.

Die Erfolgsmeldungen von Therapeuten und anderen, die mit Informationsmedizin oder informationellen Behandlung arbeiten häufen sich. Trotzdem wird das Verfahren immer noch dem Placebo-Effekt zugeschrieben! Als Placebo wird eine Substanz bezeichnet, die in Doppel-Blindstudien anstelle des zu testenden Mittels an eine Kontrollgruppe verabreicht wird und keinen Wirkstoff enthält. Die Erfahrung zeigt jedoch, dass auch immer ein bestimmter Anteil der Testpersonen auf diese Placebogabe mit Symptomen reagiert. Nur wenn das zu testende Mittel einen höheren Wirkungsgrad aufweist als das Placebo, wird es als wirksam betrachtet. Umgangssprachlich und als Folge unserer gegenwärtigen Materie-Energie-

Gläubigkeit wird auch alles, was Wirkungen zeigt, ohne dass Energie oder Chemie zum Einsatz kommen, als Placebo bezeichnet. Die Wirkung des Placebos wird normalerweise mit der Kraft des Glaubens erklärt, aber nicht weiter erforscht. Die neuen Konzepte der Informationsmedizin erlauben aber einen neuen Zugang zum Verständnis des Placeboeffektes, der die Wichtigkeit der Energie, den heutige biophysikalische Test- und Therapieverfahren so oft hervorheben, relativiert.

Informationsmedizin mit seinem gänzlich neuen Ansatz hat das Potenzial, in diesem Jahrhundert nicht nur zu einer tragenden Säule der Medizin zu werden, sondern auch zur Brücke zwischen Materie und Geist. Ohne es zu wissen oder zuzugeben, zieht die heutige Medizin immer noch sehr viel Nutzen aus dem vielerorts belächelten Placeboeffekt: Der Arzt in Weiß mit dem Stethoskop um den Hals ist beispielsweise ein letztes Überbleibsel einer alten Heiler-Tradition, die auf die Placebowirkung vertraute! Der Placeboeffekt ist durchaus etwas, das einer systematischen Untersuchung würdig und auch zugänglich ist. Um nun von der allzu gedankenlos akzeptierten Placebo-Glaubenshypothese abzukommen, müsste man zuerst die Phänomene, die nicht mit Materie oder Energie erklärt werden können, in zwei Kategorien unterscheiden, wobei die einen der Information und die anderen dem Bewusstsein zugeordnet werden. Daraus ergibt sich die Frage: Was ist Information, was ist Bewusstsein und wie verhalten sich beide zueinander? Bewusstsein hat verschiedenste Definitionen. Wir alle nehmen Bewusstsein als die höchste oder ursprünglichste Funktion des Lebens an. Der Ursprung hat viele Namen: Gott, Tao, Geist, Einheit, Selbst, Urquelle. Wenn wir „Einheit“ wörtlich nehmen, verstehen wir, was über das Tao schon immer gesagt wurde: „Das Tao, dem ein Name gegeben wird, ist nicht mehr das Tao”. Daraus ergibt sich, dass wir meistens das Wort Bewusstsein nicht in diesem Sinne benutzen, wenn wir beispielsweise sagen: „Mir war bewusst, dass ich den Bus verpassen würde.” Bewusstsein ist der Bereich, der nicht mehr durch Information begreiflich ist. Information hingegen ist der Bereich von Dualität, mehr sogar: von „Vielheit“, von all den Konzepten, die wir in Worte gefasst haben, sowohl von Dingen als auch von deren Attributen und Interaktionen.

Dem Glauben des 20. Jahrhunderts gemäß ist Information nur ein Modulationszustand von Energie oder Materie und unseres Gehirns. Information als solche existiert nicht unabhängig davon; in Folge dessen hatte die Wissenschaft bisher keine Veranlassung gesehen, Information als solche eigenständig und unabhängig von Energie zu erforschen und Maßeinheiten dafür zu entwickeln. Seit undenklichen Zeiten gab und gibt es jedoch noch ein anderes Konzept, das unter vielfältigsten Bezeichnungen wie beispielsweise morphisches Feld, radionisches Feld, Quantumfield, Intrinsic Data Field, nichtlinearer Raum, Null-Energie-Feld, Vakuum-Feld bekannt ist – ich will es hier Informationsmatrix nennen. Plato nannte dieses Konzept „Die Welt der Ideen“ und die Inder noch viel früher „Akasha Chronik“.

Was trotz der Vielfalt allen Bezeichnungen gemein ist, ist das Verständnis, dass die Welt der Materie und der Energie nicht alles ist und dass die Welt der Information sogar fundamentaler ist als das Ur-Quant, das zur Zeit der Erfassung dieses Vorwortes in Cern mit dem Hadronenbeschleuniger gejagt wird. Dieses hat voraussichtlich eine Lebensdauer von einer Trillionstel Sekunde und kann nur mit einer der teuersten Maschinen, die je von Menschen gebaut wurden, registriert werden. Trotzdem macht man sich die Mühe, es zu suchen. Bei der Erforschung der Information hingegen ist man leider bisher noch zurückhaltend.

Mir geht es hier darum, dass wir beginnen, den Placeboeffekt als Informationseffekt wahrzunehmen und auch zu erkennen, dass der zentrale Wirkmechanismus der jetzt als bio-physikalisch bezeichneten Verfahren nicht physikalisch ist, das heißt, nicht mit den Gesetzen, mit denen wir Energie definieren, in Einklang gebracht werden kann. Die Philosophie, die hinter diesen Heilungsmethoden steht, muss wieder in ihrem eigenen Geist ausgedrückt werden und darf nicht weiter in den Theorien der Physik verstrickt bleiben. Information ist wesentlich komplexer, ursprünglicher (Am Anfang war das Wort!) und wichtiger für unser Leben als jede Energie, und diesen Stellenwert muss sie zurück erhalten.

Sie lesen dieses Buch doch auch nicht, weil Sie sich erhoffen, daraus Energien oder bestimmte Frequenzen zu ziehen!
Ich habe in den obigen Zeilen Begriffe wie „Bewusstsein", „Geist", „Ethik" und „Philosophie" verwendet. Erwähnt habe ich die „spirituelle" Ebene nicht. Diese aber, wenn man mit Informationsmedizin oder informationellen Behandlung arbeitet, in unsere Arbeit mit einzubeziehen, ist in meinen Augen unerlässlich! Vielleicht mehr dazu bei anderer Gelegenheit! Denken Sie, liebe Leser, bitte darüber nach!

David M. Snoad

Einleitung

Dieses Buch ist für interessierte Laien geschrieben. Ich bin keine Wissenschaftlerin, weder Biologin, Physikerin noch Chemikerin. Dieses Buch erhebt auch nicht den Anspruch, alle Gebiete der Radionik abzudecken. Die Auswahl, die ich traf, ist eine persönliche Auswahl aufgrund meiner eigenen Erfahrungen. Ich bin freischaffende Referentin und Autorin über spirituelle Themen, ich arbeite auf dem Gebiet des geistigen Heilens, bin Geopathologin und medial veranlagt. Mit Radionik arbeite ich seit fast zehn Jahren. Als ich mit Radionik begann, kaufte ich mir alle verfügbaren Bücher, um mich möglichst schnell in das neue Gebiet einzuarbeiten. Diese Bücher waren sehr wissenschaftlich verfasst. Beim Lesen des Textes gelang es mir meistens, noch einigermaßen zu folgen. Hätte ich das gelesene Kapitel zusammenfassen sollen, ich hätte es nicht gekonnt. Zu schwierig waren die Darstellungen für einen Laien und viel zu kompliziert beschrieben. Ich wollte auch gar nicht wissen, wie das Ganze sich wissenschaftlich einordnen lässt und wohin es gehört, wer es entdeckt hat, sondern ich wollte nur verstehen, was Radionik überhaupt ist. Allein der Begriff bedarf schon einer Erklärung, damals noch mehr als heute. Im Jahre 2002 kaufte ich mein erstes Radionik-Gerät und übte mich in der Praxis, um mehr zu verstehen. Das war für mich der einzige und richtige Weg. Durch die Praxis bekam ich mehr und mehr Verständnis von den Zusammenhängen und den Funktionsweisen, die da ablaufen. Aus der Praxis heraus formt sich mein Verständnis von Radionik.

Dieses Buch erhebt nicht den Anspruch, perfekt oder vollständig zu sein. Dieses Buch ist aus der jahrelangen Beschäftigung mit Radionik entstanden. Meine Begeisterung für Radionik hält ungebrochen an, was dazu führte, dass ich mir in all den Jahren einen ganz brauchbaren Erfahrungsschatz angeeignet habe. Dieser Schatz an Erfahrungen führte dann dazu, dass ich Mitentwicklerin eines komplett neuen Radionik-Systems für das mobile Telefon geworden bin, welches unter dem Namen CreaDionik im November 2009 auf den Markt kam. CreaDionik ist im Gegensatz zu den meisten anderen Radionik-Geräten für den Privatanwender geschaffen worden und braucht keinen Computer oder sonstige Zusatzgeräte, um zu funktionieren.

Radionik ist ein Feld der unbegrenzten Möglichkeiten. Nur was nutzt dem Neuling das Feld der unbegrenzten Möglichkeiten, wenn er gar nicht weiß, wo er anfangen soll mit dem Lernen, dem Lesen und dem Praktizieren? Ich saß damals zwar stolz, aber ziemlich unwissend vor meinem ersten Radionik-Gerät. Trotz aller Begeisterung war ich am Anfang ziemlich überfordert und hätte mir gewünscht, es gäbe ein Buch über die praktische Anwendung von Radionik und nicht nur hochwissenschaftliche Abhandlungen oder die Gebrauchsanweisungen für das Radionik-Gerät selbst. Ich hatte keine Ahnung. Wie sollte ich meine Wünsche formulieren? Welche Wünsche darf ich überhaupt formulieren? Welche Anwendungsmöglichkeiten umfasst die Radionik? Kann ich damit etwas falsch machen? Darf ich einen anderen Menschen mit Radionik behandeln? Oder manipuliere ich ihn damit? Warum erfüllt sich mein einer, so dringender Wunsch nicht? Habe ich etwas falsch programmiert? Und wenn ja, was? Ich hatte so viele Fragen und keine Antworten!
Da ich davon ausgehe, dass es jedem Radionik-Neuling so ergehen könnte wie mir, entstand die Idee zu diesem Buch. Ich möchte die Sammlung meiner Erfahrungen gerne weitergeben, damit immer mehr Menschen die wunderbaren Möglichkeiten der Radionik für sich entdecken und nutzen. Das Buch soll Ihnen Anregungen, Ideen und Hilfe geben. Es ist meine Sicht von Radionik, die nicht besser oder schlechter als die eines Wissenschaftlers ist, nur eben anders. Um Radionik zu verstehen, dürfen wir nicht die Radionik für sich betrachten als isoliertes Gebiet, sondern wir müssen sie in den großen Zusammenhang des Universums und seiner Gesetze stellen. Erst dann lernen wir Radionik wirklich kennen und schätzen. Und selbst dann wird man an die Grenzen seines Verstandes kommen und sagen: „Das gibt's doch nicht!" Richtig verstehen können wir die Quan-

tenphysik und die Radionik nicht mit unserem Verstand, so meine ich.

Radionik ist so vielfältig wie das Universum selbst und noch vielfältiger. Sie kann weit mehr als die Wissenschaft ihr bislang zuschreibt, denn am äußersten Rand der Wissenschaft tauchen neue Ideen auf, die eine Herausforderung für unser gesamtes Bild von der Welt und von uns darstellen. Ich behaupte, dass mit den neuen Wissenschaften, die jetzt am Horizont aufsteigen, endlich die beiden gegensätzlichen Bereiche Wissenschaft und Religion die Chance haben werden, zusammenzuwachsen zu einer übergeordneten und richtigen Sicht vom Universum! Wir fangen gerade an, bislang Unmögliches für möglich zu halten!

Die alte Wissenschaft

Das Fundament eines jeden Weltbildes machen immer die entscheidenden Fragen aus: Gibt es Gott? Gibt es eine höhere Ordnung? Woher kommen wir? Was ist nach dem Tod? Was ist der Sinn unseres Lebens? Wozu sind wir hier auf der Erde? Was ist unsere eigentliche Aufgabe? Wer sind wir? Das sind alles Fragen, die über den dreidimensionalen Bereich hinausgehen, also außerhalb der Materie angesiedelt sind. Wir sind fest in der Materie gefangen und glauben meist nur das, was wir sehen, hören, schmecken oder riechen können. Auch unsere empirische Wissenschaft kann immer nur Beweise aus dem dreidimensionalen Bereich liefern. Für alles darüber Hinausgehende ist sie nicht und darf sie nicht offen sein. Somit kann unsere Wissenschaft kein Monopol für die Wahrheit besitzen, denn sie liefert ausschließlich Beweise aus der Dreidimensionalität. Dem stehen die Religionen entgegen, jedoch scheinen sie den Menschen nicht genügend geben zu können, weil noch nie so viele Menschen auf der Suche nach der Wahrheit und nach einem Halt sind wie gerade jetzt. Die Religionen der westlichen Welt haben jene entscheidenden Fragen über uns und unsere Herkunft unbefriedigend oder einfach falsch dargestellt. Heute sind Wissenschaft und Religion in zwei getrennte Lager gespalten. Sie schließen sich einfach gegenseitig aus.

Sicherlich wird das zwanzigste Jahrhundert als das große Jahrhundert der Entdeckungen, Entwicklungen und Durchbrüche dargestellt, was wir allesamt als den so genannten großen Fortschritt bezeichnen. Nur um welchen Fortschritt handelt es sich wirklich? Welches Ziel wird mit diesem angeblichen Fortschritt verfolgt? Schon genug Zeichen sind am Horizont erkennbar, die uns bedrohlich erkennen lassen, dass mit unserem so genannten Fortschritt und unserem Weltbild etwas nicht stimmt. Was läuft also schief? Es ist die Sicht unseres gesamten Weltbildes, die verzerrt und falsch ist. Hier geht es nicht darum, der Wissenschaft oder den Religionen einseitig die Schuld zu geben, denn letztendlich ist der Zustand auf dieser Erde das Spiegelbild von uns allen! Wir alle haben mit dazu beigetragen, dass sich alles – ob positiv oder meist negativ – so etablieren konnte. Unser Weltbild ist ein materialistisches Weltbild! Daran krankt es! Alles, was zerstört, kann niemals richtig oder natürlich sein. Würden wir die Natur und ihr Geschehen noch kennen, so wüssten wir, dass jede Zerstörung in der Natur immer ein Wandel und ein Übergang ist, niemals aber die sinnlose Vernichtung von irgendjemanden oder irgendetwas. In der Natur hat alles seinen Sinn und seine Ordnung. Nur der Mensch verstößt ständig gegen diese Ordnung. Und das kann einfach nicht gut gehen! Wir leben nicht mit der Natur, wir leben gegen die Natur und alles Natürliche, und somit gegen die gesamte Ordnung des Universums.

Die Wissenschaft hat eine materialistische Weltsicht und beeinflusst weltweit alle Gesellschaftssysteme wie Politik, Wirtschaft und die Forschung. Dieses Wissen wird in den Schulen und an den Universitäten gelehrt und geprüft. Anhand der bestandenen Prüfungen wird der junge Mensch als tauglich oder untauglich ausgewählt. Sicherlich kritisieren die westlichen Religionen dieses materialistische Weltbild der Wissenschaft, was berechtigt ist, aber sie haben auch keinen konstruktiven logischen Ansatz oder irgendeine brauchbare Lösung. Sie sind einfach nur der Gegenpol zur Wissenschaft, so wie sich alles auf dieser Erde in der Polarität befindet.

In der westlichen Welt wird das Verständnis von der Welt in die Hände der Wissenschaft gelegt. Bis auf den heutigen Tag sind Biologie und Physik fest in den Händen eines Herrn Isaac Newton. Er hat das so genannte moderne Weltbild der Physik entworfen. Eine veraltete Physik, die immer noch daran festhält, dass alle Teilchen oder Elemente im Universum für sich allein existieren. Alle Elemente seien in sich abgeschlossen und hätten ihr Eigenleben, komplett getrennt von allen anderen Elementen oder Teilchen. Aus in sich abgeschlossenen Einheiten kann sich nur ein Weltbild des Getrenntseins entwickeln! Du bist du und ich bin ich! Das ist ein

Stein und das ist ein Baum. Jeder existiert für sich allein und hat mit dem anderen nichts zu tun. Noch schlimmer ist die Unterteilung in die tote Materie und die lebende Materie. Newton beschreibt das Universum als eine Maschine, die sich nach bestimmten Gesetzen durch Raum und Zeit bewegt. Dann kam René Descartes, ein Philosoph. Er sagte, unser Denken trenne uns von dem restlichen, letztendlich unbeteiligten Körper, der auch nur wie eine Maschine funktioniere. Wir als Menschen befänden uns außerhalb des Universums und blickten in das Universum als unbeteiligte Beobachter hinein. Ein ziemlich einsames Leben, kann ich da nur sagen! Das Leben des Getrenntseins und der Verzweiflung! Nach diesem Weltbild ist es vollkommen egal, ob es uns gibt oder nicht. Die Erde dreht sich, das Universum existiert und unser Bewusstsein hat keine große Bedeutung. Wir sind nach diesem Weltbild kein Teil des Universums.

Der dritte im Bunde ist Charles Darwin. Er ist mir besonders aus der Schulzeit in Erinnerung geblieben. Ich hatte als drittes Abiturfach damals Biologie belegt und hatte Charles Darwin als Schwerpunkt des Abiturs. Wie stolz war ich, eine gute Note für mein so gutes Wissen erhalten zu haben. Heute schmunzele ich über jene Zeit, in der ich – wie die meisten – als brave Schülerin alles lernte und als wissenschaftlich erwiesen annahm. Biologie fasziniert mich noch immer! Dieser Charles Darwin hat die Evolution als etwas Zufälliges gesehen. Das Recht des Stärkeren sichert das Überleben, ansonsten herrscht in seinem Weltbild des Lebens nur Sinnlosigkeit und Einsamkeit. Nur der Beste kann überleben! Die Welt gehört den Starken. Überleben ist der zentrale Punkt in seinem Weltbild. Wir Menschen sind nur ein evolutionärer Zufall, nicht mehr und nicht weniger. Auch in diesem Weltbild werden wir als getrennt vom Universum dargestellt. Menschlich sein gibt es nicht, denn menschlich sein bedeutet Schwäche zeigen. Und wenn du schwach bist, stirbst du. Friss oder stirb! Nur der Gewinner, der Sieger ist auf dem Gipfel der Evolution! Der Mensch wird auch bei Charles Darwin als Maschine dargestellt, eine Überlebensmaschine.

All diese Sichtweisen haben uns Menschen getrennt und isoliert. „Homo homini lupus.“ Der Mensch ist dem Menschen ein Wolf! Dieses mechanistische Weltbild kann nicht die Fragen beantworten: Woher kommen wir? Wohin gehen wir? Wieso werden die einen krank? Und andere nicht? Wieso geht es dem einen gut, dem anderen nicht? Durch diese Fragen, die die Naturwissenschaften nicht beantworten können, kamen die Religionen zum Tragen. Hierin flüchten sich die Menschen, um irgendwie einen Halt in diesem trostlosen Szenarium zu bekommen. Die Religionen lehren Gleichheit, Brüderlichkeit, Einheit, Liebe und Sinn des Lebens. Dieses Glaubensbild stand und steht jedoch komplett im Widerspruch zu den Wissenschaften!

Zwei Punkte, die die Wissenschaftler behaupteten, sind:
Erstens: Das Universum sei leer. Zweitens: Unsere Gefühle und Gedanken hätten keine Wirkung auf die Welt. Diese beiden Behauptungen sind falsch! Einfach und schlicht falsch. Warum, werden wir gleich sehen, indem wir zu der neuen Wissenschaft übergehen, die behauptet, was die Religionen schon immer sagten: Der Mensch ist viel mehr als Fleisch, Haut und Knochen. Wir Menschen sind eben keine chemische Reaktion, sondern Energie! Energetische Ladungen, die mit einem Feld von Energie verbunden sind!

Die neue Wissenschaft

Inzwischen wissen wir, dass wir von einem multidimensionalen Weltbild ausgehen müssen; somit müssen wir die Ebene der spirituellen Forschung betreten. Und damit haben wir schon begonnen, was sich an der Quantenphysik zeigt! Die spirituelle Forschung ist deshalb so bedeutend, weil sie sich komplett gegen wissenschaftliche Einseitigkeit und religiösen Dogmatismus stellt, so wie gegen die Trennung in zwei Lager. Sie ist das neue Bindeglied, um das Universum, und alles, was sich in ihm befindet, mit neuen, ganzheitlichen „Augen" zu sehen. Wir alle leben in einem multidimensionalen Geschehen, das weit mehr umfasst, als was die (gerade) westlichen Religionen und die Wissenschaften uns darzustellen bemüht sind.

Als die Pioniere Anfang des zwanzigsten Jahrhunderts in das Innerste der Materie blickten, waren sie erstaunt und verwundert. Denn die Elemente oder Teilchen waren nichts in sich Geschlossenes oder Getrenntes, sie waren mal dies und mal jenes. Sie waren keine Materie als kleinste abgeschlossene Einheiten, sie waren nie etwas Bestimmtes, sie waren immer und jedes Mal anders, sie waren alles Mögliche. Keines dieser „Teilchen" hatte für sich eine abgeschlossene Bedeutung, sie hatten nur eine Bedeutung in ihrer Beziehung zu allen anderen. Das bedeutet, dass man Materie nicht teilen konnte in kleinste Teilchen, sondern dass Materie im Grunde etwas Unteilbares war. Raum und Zeit konnten in der definierten Form nicht mehr aufrechterhalten werden, denn es gibt weder Raum noch Zeit. Das Universum war also ein dynamisches Netz von ständigen Wechselwirkungen mit allem und jedem! Welch eine Entdeckung! Dinge oder Teilchen, die ein Mal im Kontakt zueinander standen, behalten diesen Kontakt über Raum und Zeit hinaus bei! Alles und jedes ist miteinander verwoben und vernetzt! Diese Tatsache hatte eine revolutionierende Bedeutung für die Welt und uns Menschen. Denn wir Menschen waren auf einmal keine Beobachter mehr. Plötz-

lich stehen wir im Zentrum des ganzen Prozesses! Welch ein Unterschied zu dem mechanistischen Weltbild von Newton, Descartes und Darwin!
Vom Beobachter zum wichtigen und alles entscheidenden Teilnehmer! Unsere Verbindung mit der Materie ist alles entscheidend! Diese Partikel oder Teilchen existieren in allen Zuständen, bis wir Menschen sie stören, indem wir sie beobachten und dadurch beeinflussen! All die vielen unternommenen Ansätze in der Quantenphysik wurden nie zu einem großen Ganzen wissenschaftlich vereint und so wurde die Quantenphysik zwar anerkannt, aber nur als Technologie für moderne Elektronik, Computer oder besondere Waffen. Der Rest, der das eigentliche Wichtige ist, wurde außer Acht gelassen: Wie können Teilchen oder Partikel mit allem und jedem verbunden sein? Wie können Partikel alles sein, bis sie beobachtet werden und dann Gestalt annehmen? Wie kann es überhaupt Konkretes geben im Universum, wenn alles in den Möglichkeiten offen ist?
Nun, hier bauten sich die Wissenschaftler wieder eine Brücke, damit die Logik, ihre Logik, erhalten blieb: Es gebe eine Welt der kleinsten Teilchen und eine Welt der großen Dinge, eine belebte Welt und eine Welt der toten Dinge. Damit war die Welt der Wissenschaftler wieder in Ordnung. Und wir hatten das zu glauben, schließlich sind wir ja keine Wissenschaftler.

Aber es gab Forscher, denen war diese Antwort nicht genug. Sie forschten weiter! Sie sind über die ganze Welt verstreut und sie gruben tiefer und tiefer und fanden: Das Universum ist ein einziges, weites, unendliches Quantenfeld! Und alles ist mit allem verbunden! Alle und alles besteht aus demselben „Material“, aus Quantenenergie! Diese Entdeckungen waren der Hammer! Auf ein Mal stellten diese Erkenntnisse viele Gesetze der Biologie und der Physik in Frage! Es gab also so etwas wie eine Lebenskraft, eine Energie, die alles zusammenhält und aus der auch wir Menschen bestehen! Dies ist eine Entdeckung, die uns nicht länger zu trostlosen Einzelkämpfern macht. Auf einmal gibt es Sinn und Ordnung! Auf einmal hatten wir Menschen eine Bedeutung im Universum! Und was für eine

Bedeutung! Wir als Menschen haben die alles entscheidende Rolle inne! Wir sind im Zentrum unserer Welt und des Universum angekommen!

Definitionsversuche des fast nicht Definierbaren

Das Schwierigste an der ganzen Sache ist, etwas mit Worten auszudrücken, für die es in unserer Sprache der Materie eigentlich gar keine richtigen Worte gibt. Deshalb unternehme ich hier den Versuch, ein paar Begriffe und Wortschöpfungen zu definieren. Wie soll man in unseren Worten etwas beschreiben, was sich außerhalb unseres Verstandes und außerhalb der Materie befindet? Allein unser reines Bewusstsein, unsere Seele, kann dies alles verstehen! Da ich keine Wissenschaftlerin bin, ist mir vollkommen egal, ob der Begriff in die Physik, in die Biologie, in die Philosophie oder sonst wohin gehört! Diese Aufspalterei in verschiedene Lager ist nervend, um es einmal sanft auszudrücken. Es ist einfach unwichtig für die „Sache" als solches. „Als Gott das Universum schuf, war seine geringste Sorge, es so zu schaffen, dass wir es verstehen!" (Albert Einstein)

Die nachfolgenden Begriffe oder Wortschöpfungen werden erst mit dem Lesen des gesamten Buches wirklich klar. Nehmen Sie also dieses Kapitel hier zum Nachschauen und Nachlesen. Erst der Kontext, der Zusammenhang, stellt die Begriffe in die richtige Ordnung.

Hier also mein Erklärungsansatz:

Nicht-Materielles:

Matrix, Feld, Quantenmeer, Geist Gottes, Quantenfeld:
Alle diese Begriffe stellen das Absolute dar. Sie sind Gott, sie sind der Ursprung, die Quelle. Sie sind nicht-materiell.

Quanten:
Sie sind Informationsmöglichkeiten, die sich im Quantenmeer, in

der Matrix befinden, die aber auch gleichzeitig überall in unserem materiellen Universum sind. Sie kennen keinen Raum und keine Zeit. Sie kennen keine Trennung. Sie sind ebenfalls nicht-materiell. Sie verbinden alles mit der Matrix, sie sind in der Matrix und sie sind überall im Universum.

Reines Bewusstsein:
Reines Bewusstsein ist eins, ohne Trennung, ohne Form, ohne Raum und ohne Zeit. Reines Bewusstsein ist nicht materiell. Alle Schöpfungen kommen aus dem reinen Bewusstsein.

Information:
Information ist In-Form-machen. Etwas In-Form-Machendes gestaltet oder schöpft. Die Information ist der Code, der Schlüssel zur Matrix! Information ist strukturierte, codierte und programmierte Energie. Information ist der Ursprung aller Materie.

Materielles:

Das Universum:
Das Universum ist materiell, somit hat es Energie und Schwingung.
Alles Materielle hat Energie und Schwingungen.
Das Universum ist eine Schöpfung. In ihm sind auch Quanten.

Energie, Welle, Teilchen, Photon, Atom, Schwingung:
Sie alle sind Formen der Schöpfung, also materiell.

Form:
Die Form ist eine vorübergehende Ansammlung von Energien, sie

ist nichts Festes oder Dauerhaftes, dennoch ist sie materiell.

Mensch:
Der Mensch ist eine Schöpfung, also besteht er aus Energie und aus Schwingungen. Der Mensch ist aber auch Schöpfer durch die Quanten. Er ist beides. Er gehört mit seinem reinen Bewusstsein auch in das Nicht-Materielle. Seine Seele ist eindeutig nicht-materiell.

Verstand, Gedanken, Überzeugungen, Gefühle:
Sie sind materiell, sie sind Schöpfungen des Menschen.

Materie:
Die Materie ist wohl am klarsten zu verstehen. Die Materie ist Schöpfung, ist aber somit auch Schwingung, nur eben ganz langsame Schwingung.

Das Universum und die Quantenphysik

Die ursprünglichen Behauptungen der Wissenschaftler, das Universum sei leer und Gefühle und Gedanken hätten keine Auswirkungen auf die Welt, sind einfach falsch! Es gibt keinen leeren Raum! Es gibt ein Energiefeld, die Matrix, das Feld, welches alles zusammenhält. Dieses Energiefeld hält die Welt zusammen, hält uns zusammen, hält das gesamte Universum zusammen. Unsere Erde und unsere Körper sind die Realisierung dieser Energie in der Materie! Uns ist es möglich, zu diesem Feld zu sprechen durch unsere Gefühle und Gedanken! Die neue Wissenschaft der Quantenphysik sagt: Wir Menschen sind nicht länger Opfer in einem Universum, in dem wir bedeutungslos am Rand stehen, sondern wir sind Täter und Mitwirkende! Wir sprechen jeden Tag mit diesem Energiefeld! Wir sind immer mit allem und jedem dieses Energiefeldes verbunden! Wir haben eine Kraft in uns, die direkte Auswirkungen auf die Welt und das Universum hat! Manche nennen dieses Feld die Matrix (siehe Film Matrix), manche nennen sie nur Feld, manche sagen zu diesem Energiefeld der Geist Gottes.

Wenn wir direkten Einfluss auf die Welt und das Universum nehmen können, wer sind wir dann? Keinesfalls sind wir passive Beobachter nach den Weltbildern von Darwin, Descartes und Newton, sondern wir sind mächtige Schöpfer, die vergessen haben, dass sie mächtige Schöpfer sind!
Uns wurde all die Jahre in den Schulen und Universitäten eingetrichtert, dass wir machlose Staubkörnchen im großen Kosmos sind, nach denen kein Hahn mehr kräht, wenn wir tot sind! Oder auch schon vorher kein Hahn gekräht hat! Unser berühmter Albert Einstein gehört übrigens in die „alte" Wissenschaft. Ihm war die Quantenphysik, die er sehr wohl sehr gut kannte, etwas Unheimliches, das ihm gar nicht so gefiel. Wir Menschen sind Teilnehmer im Universum! Das Universum ist nichts Starres und Festes, sondern ein Feld der unendlichen Möglichkeiten. Es ist ein teilnehmendes Uni-

versum: Wir Menschen als Teilnehmer machen das Universum zu dem, was es ist. Wir sind Mit-Schöpfer! In dem Moment, in dem wir Menschen etwas beobachten, schöpfen wir schon Neues und beeinflussen Realitäten! Allein das Anschauen ist schon ein Schöpfungsakt! Unser Bewusstsein erschafft und schöpft. Ein Beispiel: Stellen Sie sich vor den Spiegel und betrachten Sie sich. Wenn Sie sagen: Ich gefalle mir, ich bin schön, ich bin einmalig, wie fühlen Sie sich? Klar, Sie fühlen sich gut und Sie schaffen in diesem Moment Ihre Realität. Sie werden die Ausstrahlung und das Lächeln haben, das andere bemerken werden, weil Sie geschaffen haben. Wenn Sie sich vor den Spiegel stellen und sich kritisch anschauen und denken: „Ich bin da zu dick und dort ist die Haut schwabbelig, hier habe ich eine neue Falte, ich fühle mich hässlich“, dann schaffen Sie auch etwas! Aber das Gegenteil! Beides ist ein Schöpfungsakt allein durch Ihr Betrachten!

Quantenphysik sagt uns: Das ganze Universum ist bewusst. Es gibt keine Zufälle. Alle Menschen, Geschöpfe, Blumen, Pflanzen, Bakterien, ja alle Formen, sind Ausdruck des Bewusstseins der Quantenfelder! Ohne dieses wissende universelle Bewusstsein, das die Informationen für das Wachstum unseres Körpers und unserer Organe beinhaltet, könnte kein Körper existieren. Nichts und niemand kann von diesen Quantenfeldern getrennt werden. Die neue Wissenschaft entdeckte, dass wir alle aus demselben Material erschaffen sind. Alles, was im Universum existiert, ist aus demselben Material erschaffen! Auf einen einfachen Nenner reduziert, könnte man sagen: Alle Lebewesen und alle Menschen bestehen aus Ansammlungen von Quantenenergie, die ständig Informationen mit diesem Energiefeld, der Matrix, austauschen. Lebewesen geben eine Strahlung ab, Menschen geben eine Strahlung ab, und diese Strahlung ist ein wichtiger Aspekt für biologische Vorgänge. Unsere Organe, unsere DNA, unser Gehirn, jede einzelne Zelle, stehen in ständigem Kontakt und Austausch mit dem Energiemeer oder Quantenmeer. Auch unser Denken unterliegt dem Austausch. Das ist eine ganz wichtige Erkenntnis, denn in den alten Wissenschaften hat man angenommen, das Denken unterliege nicht den materiellen Gesetzen. Unser Denken und unser Fühlen, einfach alles, was uns ausmacht, funktioniert entsprechend den Gesetzen der Quantenphysik! Somit stehen wir in ständiger Verbindung mit der Welt und dem Universum! Diese Erkenntnis rüttelte gewaltig an den Gesetzen der alten Biologie und Physik! Diese Erkenntnis ist der Schlüssel zur gesamten Informationsverarbeitung und zum gesamten Informationsaustausch in unserer Welt und im Universum. Das Universum ist nicht leer! In dem so genannten unsichtbaren Raum liegt der Schlüssel zum Leben selbst!

Quanten können an einem Ort sein zu einer Zeit, sie können aber genauso gut an zwei Orten sein zu verschiedenen Zeiten oder auch an vielen Orten. Sie sind Teil eines überall zugänglichen „holographischen Ganzen". Sie sind immer miteinander verbunden und kommunizieren untereinander, und das in der Vergangenheit, in der Gegenwart und in der Zukunft. Das heißt: Quanten kann man jetzt, also in der Gegenwart, verändern, und das verändert auch die Vergangenheit, auch wenn die Vergangenheit schon geschehen ist. Da wir aus Quanten bestehen, können wir also Vergangenheit, Gegenwart und Zukunft ändern. Wir haben unendliche Möglichkeiten durch die Quanten! Die Kraft, die die Quanten und damit uns zusammenhält, ist das Bewusstsein. Bewusstsein organisiert alles! Es gibt keine Materie als solches! Materie existiert nicht so, wie wir glauben, dass sie existiere. Alles im Universum besteht aufgrund einer einzigen Kraft! Hinter dieser Kraft existiert ein bewusster Geist. Dieser bewusste Geist ist die Matrix der gesamten Materie. Diese Matrix, das Feld, das Energiemeer, ist nicht fest. In diesem Feld sind alle Möglichkeiten, die es gibt, angelegt. Durch wissenschaftliche Experimente war bewiesen worden, dass es so etwas wie Lebenskraft gibt, die durch das Universum strömt. Theologen und Gläubige nennen diese Lebenskraft „Heiliger Geist". Die neue Wissenschaft bietet damit eine Wissenschaft der Religion an! Sie beweist, dass die spirituellen Lehren darüber, wie das Universum funktioniert, wahr sind. Gott sprach: Es werde Licht! Dieses Licht ist die Matrix, das Feld, das Energiemeer, das Quantenmeer, dieses eine, universelle Bewusstsein, von dem wir alle Teil sind. Die Wissenschaft, die Gott zu widerlegen versuchte, hat ihn schließlich für uns alle gefunden!

Die Quantenphysik behandelt Quantenbeziehungen, das heißt, die Art und Weise, in der das unendlich Kleine mit dem unendlich Großen identisch ist. Ein Wassermolekül ist identisch zu allen Ozeanen und Meeren dieser Welt. Jedes Molekül ist eine Darstellung oder ein Ausdruck des anderen. Alle sind miteinander verbunden und in ständigem Energieaustausch. Dies bedeutet, dass jedes Wassermolekül dieselbe Quantenmasse besitzt wie alle Ozeane oder Weltmeere.

Anders als das Weltbild von Newton oder Darwin ist das eine Wissenschaft, die das Leben bejaht und es fördert. Wir sind nicht mehr länger Zufallsprodukte ohne Bedeutung. Auf einmal macht alles einen Sinn und hat eine Ordnung. Wir fühlen Einheit und wir haben ein wichtiges Wort mitzureden. Alles, was wir denken, fühlen oder tun, hat auf einmal eine sehr große Bedeutung, ja, mehr noch, eine entscheidende Bedeutung für die Erschaffung und Gestaltung unserer Welt. Wir Menschen sind nicht voneinander getrennt, es gibt nicht „die da“ und „die dort“! Wir alle sind miteinander verbunden und nehmen eine zentrale Stellung im Universum ein. Wir sind das Zentrum unserer Welt.

Obwohl die alten Wissenschaften versuchen, Ergebnisse zu ignorieren oder zu unterdrücken, ist diese Revolution nicht mehr aufzuhalten. Bedenken wir doch, dass in der Wissenschaft nichts jemals bewiesen werden kann! Die Wissenschaft kann niemals ein festgefügtes Regelwerk sein, das für alle Zeiten gelten soll. Wissenschaft muss etwas Offenes und sich Wandelndes bleiben auf dem Weg, uns und die Welt zu verstehen und kennenzulernen!

Der Mensch und die Quanten

Wir sagten, alles im Universum besteht aufgrund einer einzigen Kraft. Hinter dieser Kraft existiert ein bewusster Geist. Dieser Geist ist die Matrix der gesamten Materie. Wir sagten ferner, die Matrix ist nichts Festes. In der Matrix sind alle Möglichkeiten angelegt, die Matrix ist das Feld der unendlichen Möglichkeiten. Unser Bewusstsein verändert allein durch unser Betrachten die Quanten. Unser Bewusstsein bringt die Quanten in die Realität. Das Bewusstsein hält alles zusammen. Das Wichtigste, was wir Menschen haben, ist unser Bewusstsein! Verwechseln Sie nicht das Bewusstsein mit unserem Verstand! (Unser Verstand ist ein guter Diener, aber ein schlechter Herr!) Bewusstsein ist immer und überall, wir schenken ihm nur meist keine Beachtung! Bewusstsein kann man nicht mit dem Verstand erfassen, da kommt der Verstand an seine Grenzen. Reines Bewusstsein ist eins, ohne Form und ohne Trennung. Reines Bewusstsein hat keine Grenzen, die unser Verstand so gerne schafft. Unser Verstand braucht Formen, Dinge, Materie, er braucht etwas, woran er sich fest machen kann. Deshalb kann der Verstand niemals das Bewusstsein erfassen und erfahren, weil reines Bewusstsein formlos ist. Unser Verstand bleibt durch unsere Sinne in Kontakt zu der materiellen Welt. Die Sinne sind das Bindeglied. Der Verstand erkennt verschiedene Formen und Dinge, ordnet sie ein, benennt sie und legt sie im Gehirn ab oder verwirft sie. Unser Denken, also unser Verstand, ist auch eine Form der materiellen Welt. Emotionen und Gefühle sind Formen, auch wenn sie nicht so fassbar sind wie ein Tisch oder ein Haus. Verstand und Emotionen sind Teil der materiellen Welt, oder ganz einfach gesagt, sie sind gegenständlich. Alles Gegenständliche, also alles Erschaffene, hat einen Anfang, verändert sich, und hört irgendwann auf zu existieren. Alle Schöpfungen sind zeitlich limitiert, sie sind vergänglich und endlich. Reines Bewusstsein ist unveränderlich und stirbt nicht. Alle Schöpfungen kommen aus dem reinen Bewusstsein.

Bestimmt haben Sie schon von dem Doppelspaltexperiment gehört. Ich gehe hier nur kurz darauf ein. Ein Photon, also ein Lichtpartikel, wurde von Wissenschaftlern auf ein Ziel geschossen. Vor dem Ziel war eine Öffnung. Man schoss das Photon durch die Öffnung auf das gewünschte Ziel und das Photon verhielt sich wie ein Partikel, also wie ein Teilchen. Dann wurde der Versuch erneut gestartet, mit dem Unterschied, dass die Blende nun zwei Öffnungen statt einer Öffnung hatte. Die Wissenschaftler glaubten, das Photon ginge nur durch eine der beiden Öffnungen, also durch einen Ort. Nun geschah das Unglaubliche. Das Photon verschwand beim Abschuss auf das Ziel und kam am Ziel als Welle an, nicht als Partikel! Und: Es war durch beide Öffnungen gegangen. Was war geschehen? Das Photon hatte sich den neuen Bedingungen angepasst. Es hatte als Partikel vor dem Abschuss begonnen und war am Ende zu einer Welle, also zu Energie geworden. Woher aber wusste das Partikel, dass es im zweiten Versuch zwei Öffnungen gab? Das Wissen der Wissenschaftler hatte auf das Photon gewirkt. Das Photon wusste durch das Beobachten und das Wissen der Wissenschaftler sofort, dass es zwei Öffnungen gab! Die Beobachter, also die Wissenschaftler, hatten das Photon durch ihr Beobachten verändert! Somit konnten die Wissenschaftler keine Beobachter sein, sondern sie waren Teilnehmer! Sie wirkten am Experiment mit dem Photon mit. Sie beeinflussten durch ihr Beobachten das Photon. Einstein gefiel dieses Ergebnis nicht, er nannte es „spukhafte Wissenschaft“.

Alles in der Schöpfung (Schöpfung ist schon Materie.) hat zwei immer vorhandene Merkmale, nämlich Form und Energie. Heute weiß man, dass Atome keine Partikel, sondern Energiewellen sind. Sie kommen und sie gehen, sie sind immer da. Sie sind die Möglichkeiten unseres Lebens. Energiewellen sind grenzenlos und erstrecken sich ins Unendliche. Immer, wenn sich Wellen überlagern, entstehen subatomare Teilchen. Wenn diese subatomaren Partikel noch kompakter werden, entstehen daraus die Atome. Atome finden sich zusammen und bilden die Moleküle und diese Moleküle ordnen sich zu Bäumen, Tieren, Autos und Menschen. Je stofflicher, also je „fester“ („Fest“ in Anführungszeichen, da es nichts Festes, wie wir glauben, gibt.) ein Gegenstand ist, umso weniger Energie hat er. Je höher die Schöpfung ist, umso mehr Energie enthält sie. Ein Beispiel zur Verdeutlichung: Ein Tisch aus Holz ist grobstofflich (wir sagen „fest“) und hat weniger Energie als derselbe Tisch, den Sie gerade anzünden. Durch das Anzünden ordnen sich die Moleküle des Tisches neu an und setzen damit wesentlich mehr Energie frei als der ehemalige „feste“ Tisch hatte.

Wir sagten, die Kraft, die uns und alles zusammenhält und ordnet, ist das Bewusstsein. Bewusstsein organisiert alles. Die Matrix, also das Feld, ist nichts Festes. Im Feld sind alle Möglichkeiten angelegt. Es ist unsere Überzeugung, die das Energiefeld in die Realität holt. Unsere Überzeugung ist der Code. Eine Überzeugung ist eine Vereinigung von Gedanken und Emotionen. Unsere Überzeugungen übersetzen die Quantenmöglichkeiten in unsere Welt. Unsere Überzeugungen erzeugen elektrische und magnetische Wellen. Wollen wir also ein Atom ändern, dann müssen wir die Energie verändern, in der das Atom lebt. Das Atom lebt in einem bestimmten magnetischen oder elektrischen Feld. Überzeugungen erzeugen elektrische und magnetische Felder.
Also verändern Überzeugungen Atome! Überzeugungen verändern Materie! Die Realität ist eine stationäre Welle, also eine Welle, die an einem Ort steht. Somit sind Atome stationäre Wellen. Realität existiert also nur da, wo der Verstand, also die Überzeugung, den Fokus hinlenkt. Wir sind Realitätenmacher! Wir können aber nur „machen“, wovon wir überzeugt sind.

Wir haben das Hologramm bzw. das holographische Gedächtnis erwähnt und am Beispiel des Wassertropfens veranschaulicht. Jeder Wassertropfen enthält das Muster des gesamten Ozeans und jeder Ozean das Muster des Wassertropfens. Wie im Kleinen, so im Großen, wie im Großen, so im Kleinen. Dieses holographische Gedächtnis ist die Verbundenheit aller Photonen, aller Partikel, aller Quanten.

Durch dieses holographische Gedächtnis kann sich in der Natur und in der Welt binnen kürzester Zeit ganz viel sehr schnell ändern! Der Mensch ist auch holographisch. In jeder Zelle, in jedem noch so kleinen Teil des Menschen ist das gesamte Universum enthalten! Wir enthalten das Universum und das Universum enthält uns! Was bedeutet dies konkret? Es heißt, wenn wir im Kleinsten etwas verändern, dann verändern wir es auch im ganz Großen! Das ist die göttliche Kraft in uns. Wir sind Schöpfer, wir sind Realitätenmacher! So kann ein einziger Mensch durch das Hologramm im Großen sehr viel verändern! Ich meine, das ist ohne Worte!!! Durch die Verbundenheit aller Photonen ist die Information durch das Hologramm schon da! Die Information muss nicht von einem Punkt zum anderen geschickt werden. Sie ist einfach da! Jedes Photon hat alle Erfahrungen aller anderen Photonen! Es gibt kein Hier und kein Dort, es ist immer alles schon da! Wollte man die Matrix versuchen darzustellen, so kann man sich diese am besten als ein Feld mit lauter Fädchen vorstellen, ein Feld mit vielen, vielen Energiefädchen. Es gibt keinen leeren Raum! Alles ist von dieser Energie durchzogen! Alles! Alles ist ein Netz aus Energie! (Haben Sie den Film „Avatar" gesehen? Die Avatare wissen um den „großen Geist", der alles verbindet und zusammenhält. Im Film ist dieser „große Geist" als ein riesengroßer Baum dargestellt. Von ihm hängen grüne „Lianen" herunter, Energiefäden, und von ihm fliegen „Miniquallen", die leuchten, weg über die Welt. Diese Quallen sind die Informationsträger, ganz wie die Quanten. Ein sehenswerter Film!)
Jede Information ist holographisch. Was bedeutet Information? Information heißt In-Form-Machen! Das ist nicht nur die Bedeutung des Wortes, sondern auch der Code, der Schlüssel zu der Matrix. Wir müssen die Sprache der Matrix sprechen, die sie erkennt. Information ist strukturierte, codierte und programmierte Energie. Das Programm ist ein Zusammenkommen in einer unendlichen Vielfalt an Kombinationsmöglichkeiten zur Manifestierung von Form. Form ist jedoch niemals etwas Festes oder Stabiles, sondern lediglich eine vorübergehende Ansammlung von Energien (Beispiel „fester" Tisch und Tisch, der angezündet wird). Auch wir Menschen sind

keine statischen Schöpfungen, sondern wir verändern uns ständig und wir schaffen ständig Neues. Wir nehmen nicht nur permanent neue Informationen in uns auf, sondern wir geben auch permanent Informationen an die Quantenfelder ab.

Das Energiesystem des Menschen

Je mehr wir im Vorfeld über den Aufbau und die Funktionsweise der menschlichen Energien wissen, umso leichter wird Radionik verstanden werden. Zumindest ist das mein Ansatz, Radionik zu erklären. Wie ich Ihnen schon sagte, ich bin keine Wissenschaftlerin, sondern gehe mit meinen praktischen Erfahrungen an das Thema heran.

Jenes wunderbare komplexe feinstoffliche Energiesystem des Menschen besteht aus den Energiekörpern und den Chakren (oder Chakras).

Die Energiekörper des Menschen sind
der physische Körper mit dem Ätherkörper als Lichthülle,
der Emotionalkörper (oder Astralkörper)
der Mentalkörper,
der Spiritualkörper.

Diese feinstofflichen Energiekörper haben jeder eine eigene Schwingungsfrequenz, der physische Körper hat die niedrigste, der Spiritualkörper hat die höchste Schwingung. Alle feinstofflichen Energiekörper zeigen sich in der Aura eines Menschen und können von geschulten und spirituell offenen Augen gesehen werden. Es gibt noch weitere, höher schwingende Energiekörper, die jedoch hier nicht erwähnt werden, weil sie für uns, solange wir als Menschen auf der Erde weilen, nicht greifbar und auch nicht fassbar sind. (Die einzelnen Energiekörper werden im Nachfolgenden bildlich dargestellt.) Die Chakras oder die Chakren sind die Energiezentren des Körpers. Es gibt sieben Hauptchakras, welche alle im Ätherkörper, also dem Lichtdoppel oder der Lichthülle des physischen Körpers sitzen.

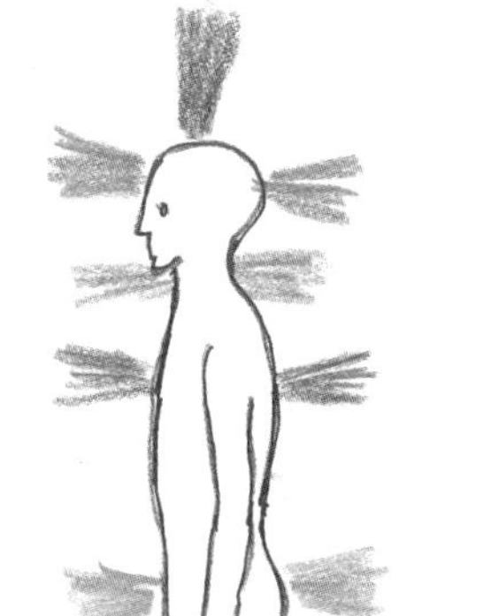

Die Chakras (Chakren)

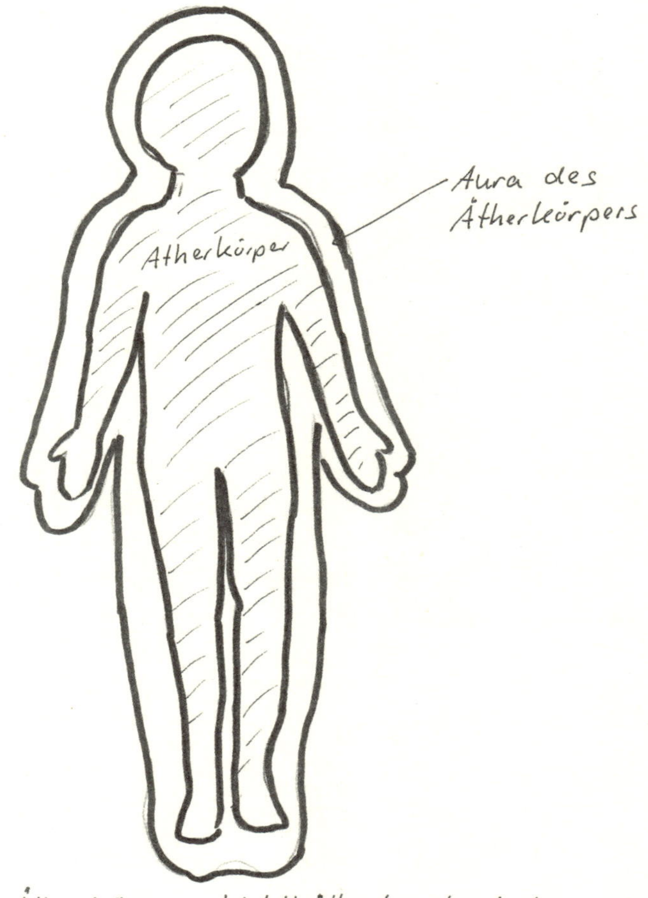

Der Ätherkörper

Wenn im Folgenden die feinstofflichen Energiekörper des Menschen nacheinander behandelt werden, so heißt dies nicht, dass die Körper einzeln für sich bestehen. Die ersten drei feinstofflichen Körper, also der Ätherkörper (Lichthülle des physischen Körpers), der Emotional(oder Astral-)Körper und der Mentalkörper durchwirken sich gegenseitig und vollständig. Keiner kann ohne den anderen existieren. Jeder beeinflusst den anderen Körper. Jeder der Körper steht mit bestimmten Chakren in Verbindung. Der physische Körper (Ätherkörper), der Emotional(Astral-)Körper und der Mentalkörper sind ein einziges ineinander greifendes System, obwohl jeder eine eigene Schwingung und ein eigenes Aussehen hat. Der Spiritualkörper wird separat erklärt, da dieser eine besondere Rolle spielt und eine andere Funktion hat als die ersten drei feinstofflichen Körper.

Wir Menschen sind vollkommen auf die Materie und damit unseren physischen Körper ausgerichtet und das hinterlässt tiefe Spuren in unseren feinstofflichen Körpern und unseren Chakren. Diese Ausrichtung auf die Materie bedeutet, dass wir permanent unsere anderen Körper vernachlässigen oder verleugnen. Dadurch leidet unser Energiesystem und dadurch gibt es in unserer Zeit so viele Krankheiten, sowohl auf der physischen als auch auf der psychischen Ebene. Jeder einzelne feinstoffliche Körper ist aber lebensnotwendig für den anderen, und nur ein enges reibungsloses Zusammenspiel unter allen Körpern ermöglicht dem Menschen ein bewusstes und gesundes Leben.

Der Ätherkörper ist das Lichtdoppel oder die Lichthülle des physisch „festen“ Körpers. Der physische Körper wird ständig durch den Ätherkörper energetisiert und vitalisiert. Der Ätherkörper ist der physische Körper in seiner Ausstrahlung.
Seine Form ist etwas größer als die des physisch „festen“ Körpers. Der physisch „feste“ Körper wird umhüllt und durchwirkt vom Ätherkörper und seiner Aura. Während eines Tages durchläuft der Ätherkörper Zyklen, die sich in verschiedenen Farben widerspie-

geln. Unser physischer Körper ermöglicht uns das physische Dasein hier auf der Erde. Er ist das Kleid, das wir für dieses Leben angezogen haben. Dieser physische Körper ist nur ein Teil von uns!!! Unser Ätherkörper ist der nicht-materielle Körper, also das Lichtdoppel des physischen Körpers. Lichtdoppel wird er deshalb auch genannt, weil beim Auralesen um den menschlichen gesunden Körper ein heller Schein wahrzunehmen ist. Schattierungen dieses hellen Scheins zeigen Störungen im physischen Körper an. Je stärker die Schatten oder Trübungen sind, desto ausgeprägter ist die Krankheit im Körper. Die Aufgabe des Ätherkörpers ist in erster Linie der Schutz des physischen Körpers. Ein starker Ätherkörper hat ein starkes Immunsystem zur Folge, hält Viren und Bakterien ab und hält den physischen Körper gesund.
Ferner stellt der Ätherkörper das Bindeglied zwischen dem physischen Körper und den anderen feinstofflichen Körpern (Emotional- und Mentalkörper) dar, und ist der Sitz der sieben Chakren.

Das erste und zweite Chakra:

Alle sieben Chakren haben ihren Sitz im Ätherkörper.
Das erste Chakra, auch Wurzelchakra genannt, befindet sich unten am Ende der Wirbelsäule. Das zweite Chakra, auch Sakralchakra oder Sexualchakra genannt, befindet sich unterhalb des Bauchnabels. Diese zwei Chakren schwingen im Ätherkörper in Resonanz mit dem physischen Körper und verbinden beide miteinander. Ein physisches Leben ohne die beiden ersten Chakren wäre niemals möglich! Ein harmonischer, frei von Blockaden funktionierender Ätherkörper versorgt den physischen Körper in allen Bereichen mit optimaler Energie. Der Mensch fühlt sich vital und körperlich gesund. Ist der Energiefluss im Ätherkörper gestört, blockiert oder unausgeglichen, so führt das zu einer Ätherüberversorgung oder Ätherunterversorgung. Dadurch bekommen bestimmte Körperbereiche zuviel oder zu wenig Energie. Schwächungen und Krankheiten können die Folge sein. Diese „Fehl"-Versorgung zeigt sich in der Aura

Der Emotionalkörper

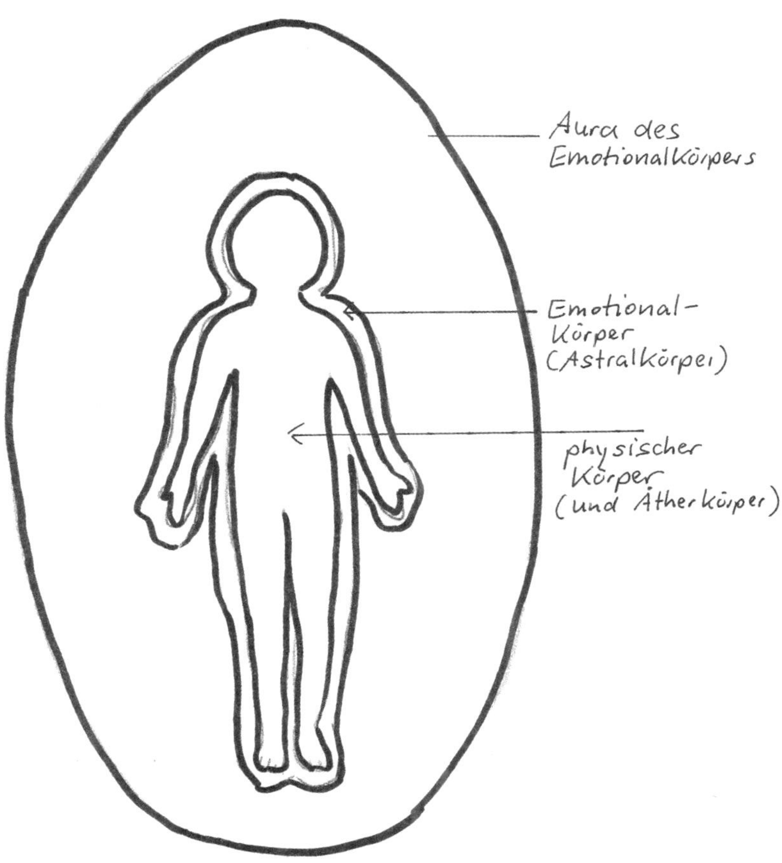

Der Emotionalkörper (oder Astralkörper)

des Menschen. Die Farben sind weniger strahlend oder schmutzig und die Größe der Aura nimmt an den betreffenden Stellen ab oder verformt sich.

Der Emotionalkörper ist der feinstoffliche Energiekörper des Menschen, in dem alle Gefühle, Emotionen und Empfindungen produziert werden. Der Emotionalkörper ist in seiner Form etwas größer als der Ätherkörper oder der physische Körper, die er beide vollkommen durchwirkt. Alle stehen in ständigem Austausch miteinander. Die Schwingung des Emotionalkörpers ist höher als die des physischen Körpers, deswegen besitzt der Emotionalkörper auch die Fähigkeit, den physischen Körper zu durchdringen. Die Aufgabe des Emotionalkörpers ist es, dem Menschen Gefühle und Emotionen zu geben. Je negativer ein Mensch fühlt (Wut, Hass, Neid, etc), desto verdichteter ist der Emotionalkörper. Je mehr ein Mensch sich von solchen negativen Gefühlen verabschiedet, umso höher und lichter schwingt der Emotionalkörper. Jedoch sind die meisten Menschen Gefangene ihrer Gefühle. Ein Gefühl jagt das andere und bestimmt so den ganzen Tagesablauf eines Menschen. Zudem beziehen sich die Gefühle der meisten Menschen auf eine sehr materielle Basis. Das bedeutet, sie sind mit purem Materiellen beschäftigt, wie Nahrungsaufnahme, Wohnungsbeschaffung, Arbeitssuche, Partnersuche, sexuellem Austausch, Anschaffungen, Machtkonflikten, Verliebtsein, Wut, Neid, Eifersucht, und so weiter. Wie wir gleich sehen werden, beschränken sich diese Menschen auf ihre ersten drei Chakren! Dies zeigt sich dann in einem dichten Emotionalkörper, einer dichten oder trüben, teilweise sogar schmutzigen Aura und damit verbunden einer niederen, schädlichen Schwingung.

Das dritte und vierte Chakra:

Das dritte und vierte Chakra befinden sich im mittleren Bereich des Ätherkörpers. (nochmals: alle sieben Chakren haben ihren Sitz im Ätherkörper!) Das dritte Chakra wird auch Solarplexus-Chakra genannt. Das vierte Chakra wird auch Herz-Chakra genannt. Beide

Chakren schwingen in Resonanz mit dem Emotionalkörper. Sie übermitteln die Gefühle, die im Emotionalkörper stattfinden, an den physischen Körper.
Liebe oder das Gefühl der Liebe weitet den Emotionalkörper und erhöht seine Schwingungsfrequenz. Die Aura wird größer und strahlender, die Farben der Aura werden klar und leuchtend. Starke positive Gefühle (Liebe, Freude) drücken sich im Emotionalkörper durch eine hohe vibrierende Schwingung aus. Der Emotionalkörper dehnt und weitet sich durch dieses Gefühl. Gefühle der Stärke dehnen und erweitern die Aura ebenfalls. Dadurch wird eine zu große Aufnahme von Gefühlen aus der Umgebung verhindert, was dem eigenen Schutz dient.
Bei negativen Gefühlen wie zum Beispiel einem starken Wutausbruch entstehen im Emotionalkörper so große Entladungen, dass man sie als Blitze wahrnehmen kann. Diese dehnen sich in die Aura aus und verlassen sie eventuell sogar. Der gesamte Emotionalkörper und seine Aura wirken durch diese Gefühle chaotisch und zerrissen. (Mit der Wut auf einen Menschen schadet man also nur sich selbst!) Negative Gefühle wie Depressionen oder Niedergeschlagenheit ziehen den Emotionalkörper zusammen und ziehen ebenfalls die Aura zusammen. Die Farben der Aura werden trübe, unklar und verschleiert. Im Emotionalkörper sind permanent Gefühle vorhanden, die in der Aura vielfältige Erscheinungen in Form von Licht, Bewegung und Farben erzeugen. Diese Erscheinungen strahlen immer nach außen ab und erreichen die Aura und die Emotionalkörper anderer Menschen. Es ist wichtig, sich dieser Vorgänge bewusst zu werden, denn sonst ist man leicht manipulierbar und beeinflussbar durch andere Menschen! Gefühle strahlen immer aus und haben immer eine große Wirkung auf uns selbst und auf andere Menschen und schließlich auf die ganze Erde und das ganze Universum! Die Größe des Emotionalkörpers eines Menschen ist also abhängig von seiner Ausrichtung, seiner Reinheit und seiner Stärke.

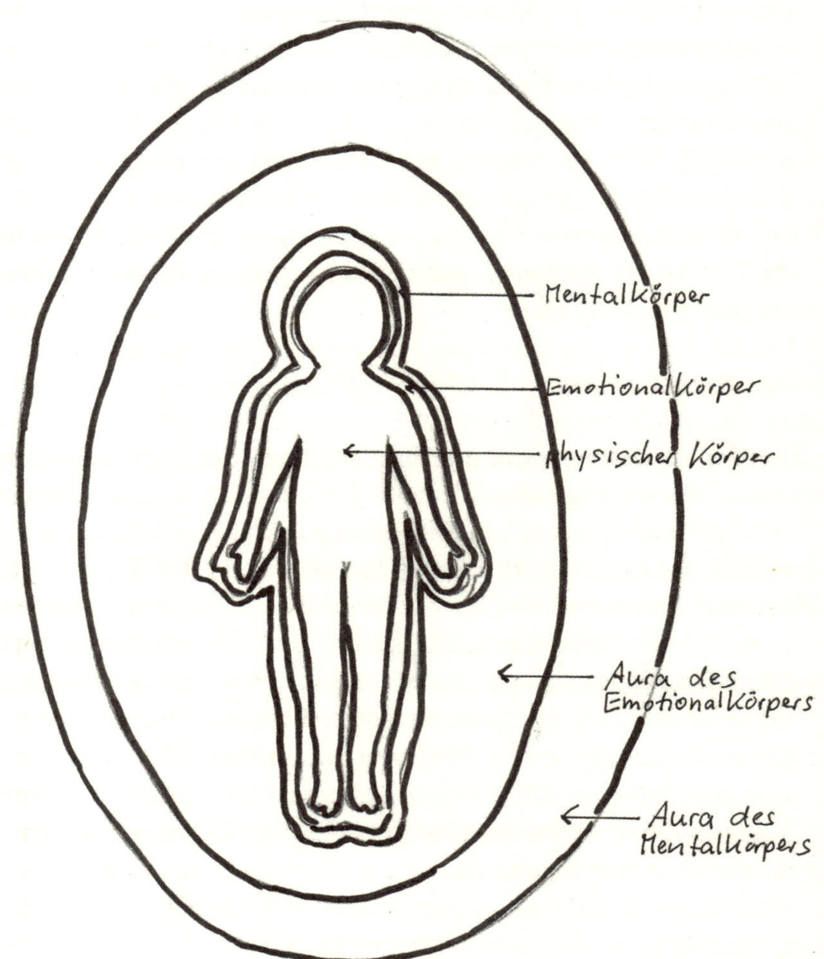

Der Mentalkörper

Der Mentalkörper ist der Körper, in dem sich alle Gedanken, Ideen, Vorstellungen und Phantasien befinden oder produziert werden. Der Mentalkörper ist etwas größer als der Emotionalkörper, und größer als der Ätherkörper und physische Körper. Alle sind in ständigem gegenseitigem Austausch. Der Mentalkörper ist in seiner Schwingung höher als die vorangegangenen feinstofflichen Körper. So kann der Mentalkörper den Emotionalkörper und den physischen Körper durchdringen. Je mehr Energie im Mentalkörper produziert und ausgebildet wird, umso größer und weiter ist die Aura. Ein Mentalkörper kann eine Ausstrahlung, also eine Größe von fünfzig Zentimetern bis zum zehn Metern haben! Und noch darüber hinaus!

Das fünfte und sechste Chakra:

Das fünfte Chakra wird auch Hals-Chakra genannt. Das sechste Chakra wird auch Stirn-Chakra oder das „dritte Auge" genannt. Das fünfte und sechste Chakra befinden sich – wie der Name schon sagt – im Hals- und Kopfbereich des Ätherkörpers. Beide Chakren stehen in Resonanz mit dem Mentalkörper. Sie übermitteln die Gedanken und Vorstellungen, die im Mentalkörper stattfinden, an den physischen Körper. Dadurch werden die Gedanken physisch über das Gehirn wahrgenommen. Bei vielen Menschen ist der Mentalkörper nicht trainiert und wird dadurch nicht bewusst wahrgenommen. So schwirren sich ständig wiederholende Gedanken, Ängste, Befürchtungen in ihm herum, die mit dem alltäglichen Leben des Menschen zu tun haben. Dadurch ist der Mentalkörper äußerst chaotisch und der Mensch ist psychisch und physisch ebenfalls chaotisch. Man sagt, der Mensch hat circa 60.000 Gedanken pro Tag! Und nun überlegen Sie, wie viele davon bewusst gedacht sind! Die meisten Menschen identifizieren sich mit ihrem so genannten „normalen" Denken und schieben die meisten unangenehmen Gedanken in das Unterbewusstsein ab. Dort im Unterbewusstsein entsteht eine riesige Müllhalde von verdrängten Gedanken! Aber verdrängte Gedanken lösen sich nicht von allein auf! Wir wissen, Gedanken sind

Gegenstände und damit Realität. Man kann den Mentalkörper trainieren, indem man in Form einer Meditation die eigenen Gedanken beobachtet. Allein durch das Beobachten und das Bewusstwerden dessen, was man denkt, kann man die chaotischen Gedanken reduzieren. Dadurch können der Mentalkörper und die Aura sich ausdehnen. Und auf einmal ist Platz für neue konstruktive Gedanken und auch für Bereiche und Dimensionen, für die bisher durch die vielen chaotischen Gedanken kein Platz war. Der Mentalkörper wird meist beschränkt auf allein logisches Denken. Phantasie und Spiritualität werden nicht gelebt. Das logische Denken aber ist die niedrigste Form des Potentials des Mentalkörpers und diese bestimmt meist unser Leben! Ein Mensch, der nur rational und logisch denkt, nutzt nur das fünfte Chakra. Das Potential des Mentalkörpers wird erst dann richtig gelebt, wenn das sechste Chakra, also das „dritte Auge“, voll aktiviert ist. Die Fähigkeit der Kreativität ist zum Beispiel ein wunderbarer Teil des Mentalkörpers, der viel höher schwingt als logisches Denken. Das sechste Chakra wird auch aktiviert, wenn man alle Denkmuster, Verhaltensmuster und Glaubenssätze fallen lässt, aufhört mit dem Beurteilen und Verurteilen und mit dem Einteilen in gut und schlecht. Je mehr man sich dieser Gedanken und Abläufe bewusst wird und je mehr man sie fortwährend trainiert, umso mehr öffnet man sich für höhere Energien. Wenn man beginnt, intensiv mit dem Mentalkörper zu arbeiten, wird man feststellen, dass der Emotionalkörper immer leichter wird. Und wenn der Emotionalkörper leichter geworden ist, fällt die Arbeit am Mentalkörper wieder leichter, und so fort. Die Schwingung bzw. die Energie wird immer höher und im Mentalkörper entsteht Platz für neues Multidimensionales aus anderen Energieebenen. Ein mental entwickelter Mensch ist ständig auf die nächst höhere Ebene der Energie ausgerichtet.

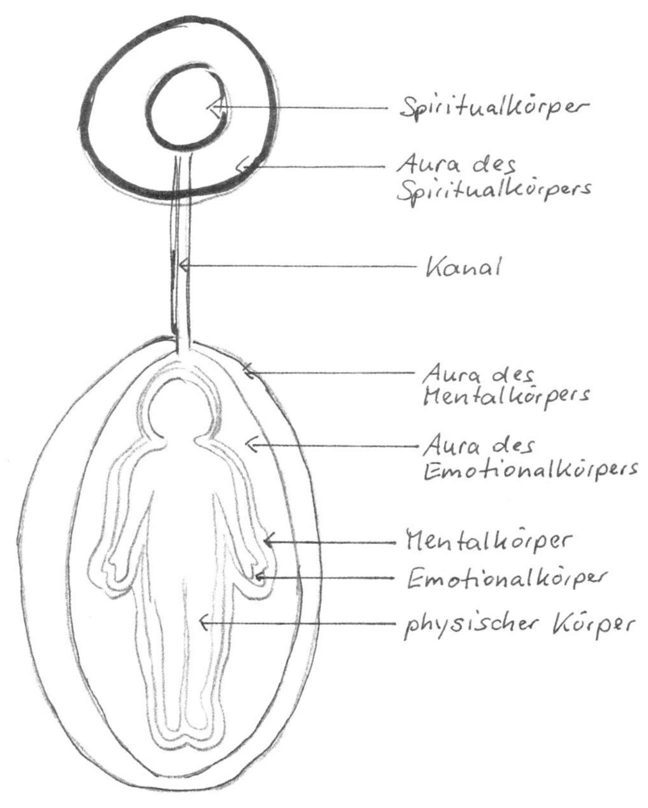

Der Spiritualkörper bei ungelebter Spiritualität

Der Spiritualkörper ist der Bewusstseinskörper des Menschen, in dem sein göttliches Potential verankert ist. Die Schwingung des Spiritualkörpers liegt oberhalb des physischen, des emotionalen und des mentalen Frequenzbereiches.
Der Spiritualkörper ist etwas ganz Besonderes. Er ist vollkommen losgelöst vom physischen Körper und den anderen drei feinstofflichen Körpern, die sich immer am physischen Körper orientieren. Der Spiritualkörper befindet sich bei einem nicht zu seiner Spiritualität erwachten Menschen etwas oberhalb des Ätherkörpers und führt diesem ständig Energie zu.
Je mehr sich ein Mensch innerlich reinigt und sich seines ICH BIN bewusst wird, umso mehr zieht er den Spiritualkörper an sich und lässt sich von ihm leiten. Der Mensch öffnet sich dadurch den höheren Ebenen des Seins. Aber ohne inneres Bemühen und ohne den innigen Wunsch tut sich gar nichts. Dann bleibt der Spiritualkörper entfernt von den anderen feinstofflichen Körpern, auch wenn die göttliche Energie immer über den Spiritualkörper in die anderen Körper einfließt.

Das siebte Chakra:

Das siebte Chakra befindet sich im Ätherkörper etwas oberhalb der Schädeldecke. Es wird auch Kronen-Chakra genannt.
Das Kronen-Chakra schwingt in Resonanz mit dem Spiritualkörper. Der Spiritualkörper übermittelt die Erfahrungen der Spiritualität an den physischen Körper, so dass wir sie als Menschen wahrnehmen können. Je mehr der Mensch sich für seine Spiritualität oder für die Ebene des reinen Geistes öffnet, umso mehr nähert sich der Spiritualkörper (der, wie schon erwähnt, sich bei einem nicht spirituellen Menschen etwas oberhalb des Ätherkörpers befindet) allen anderen Energiekörpern (also dem Ätherkörper, Emotionalkörper, Mentalkörper) an. Schließlich durchdringt der Spiritualkörper alle anderen Körper und der Mensch lebt sein höchstes Potential auf der Erde. Ist dies geschehen, erhöht sich die Schwingungsfrequenz des Menschen und eine Vereinigung aller feinstofflichen Körper hat stattgefunden.

Der Spiritualkörper bei gelebter Spiritualität

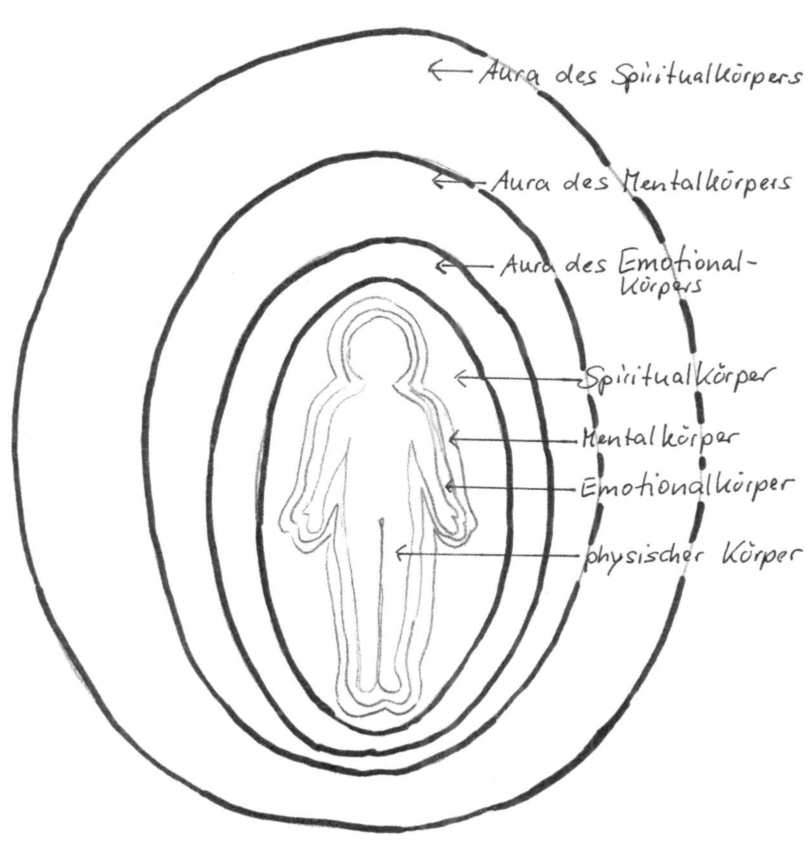

Der Spiritualkörper bei gelebter Spiritualität

Es ist ein riesiger Unterschied zwischen der Schwingungsebene der ersten drei feinstofflichen Körper und dem Spiritualkörper. Der Spiritualkörper beinhaltet die göttliche Energie. Er beinhaltet die Einheit mit allem, was je existierte, existiert und je existieren wird. Diese Energie ist die rein kosmische Energie des Universums. Der Spiritualkörper ist die Gottheit im Menschen und er ist der einzige Körper, der den Überblick über uns behält. Bei einem Verschmelzen des Spiritualkörpers mit den übrigen Körpern wird die Energie aller Körper deutlich erhöht. Erst, wenn wir unseren Emotionalkörper und unseren Mentalkörper gereinigt und „im Griff" haben, sind wir überhaupt in der Lage, die hohe Energie des Spiritualkörpers in uns aufzunehmen. Der Spiritualkörper ist der Körper, der immer den Überblick über uns behält. Er weiß einfach. Er ist einfach. Er ist zeitlos und raumlos. Er ist ewig. Er ist das Göttliche in uns!

Das erste Chakra:
Das erste Chakra oder auch Wurzelchakra genannt verbindet den Menschen mit dem Planeten Erde und seinem eigenen physischen Körper. Ohne das erste (und das zweite) Chakra wäre eine physische Existenz auf der Erde nicht möglich. Es ist das Überlebenszentrum. Es steht für ursprüngliche Lebensenergie, Materie, Stabilität, Durchsetzungsvermögen, physische Sicherheit und Überleben.
Die Farbe des ersten Chakras ist rot.

Das zweite Chakra:
Das zweite Chakra oder auch Sakral-Chakra oder Sexual-Chakra ist verantwortlich für die physische Vitalität und Sexualität des Menschen. Hier spiegelt sich wider, ob der Mensch seinen eigenen Körper akzeptiert und liebt und auch die Sexualität, die mit Lebensfreude und Vitalität verbunden ist. Es steht für Sexualität und Emotionen, ungefilterte Gefühle, Sinnlichkeit, Kreativität, Begeisterung, Lebenskraft und Geld.
Die Farbe des zweiten Chakras ist orange.

Das dritte Chakra:
Das dritte Chakra oder auch Solarplexus-Chakra ist mit der Gefühlsebene des Menschen verbunden. Es ist das Energiezentrum des Menschen. Hier zeigt sich, wie der Mensch mit seinen Gefühlen umgeht, ob er sich und seine Gefühle akzeptiert und zu ihnen steht. Unterdrückte Gefühle werden hier solange gespeichert, bis der Mensch zu ihnen steht und diese annimmt und auflöst. Unterdrückte Gefühle lösen sich niemals einfach so in Luft auf! Dieses Chakra steht für die Entfaltung und den Sitz der Persönlichkeit, die Verarbeitung von Gefühlen und Erlebnissen, Macht, Kraft, Fülle, Sicherheit im Auftreten.
Die Farbe des dritten Chakras ist gelb.

Das vierte Chakra:
Das vierte Chakra oder Herz-Chakra ist mit der höchstmöglichen Schwingung auf der Gefühlsebene verbunden, nämlich der allumfassenden Liebe und dem Mitgefühl. Hier ist die Liebe zu sich selbst und zu allen Geschöpfen und Lebewesen dieses Planeten und des Universums verankert. Dieses Chakra hat eine Schlüsselposition für alle anderen Chakren! Es steht für die Qualität des Herzens, Hingabe, bedingungslose Liebe und Heilung. Die Farbe des vierten Chakras ist grün (auch rosa).

Das fünfte Chakra:
Das fünfte Chakra oder Hals-Chakra steht für die verbale und nichtverbale Kommunikation des Menschen. Es ist verbunden mit dem Mentalkörper, also der mentalen Ebene, und gleicht einer Sende- und Empfangsstation. Hier werden eigene Gedanken und Gefühle und die anderer Menschen wahrgenommen. Es steht für Kommunikation, kreativen Selbstausdruck, Offenheit, Willen und Unabhängigkeit.
Die Farbe des fünften Chakras ist blau.

Das sechste Chakra:
Das sechste Chakra oder Stirn-Chakra oder drittes Auge steht in

Verbindung mit der höchsten mentalen Ebene. Hier findet Hellsehen, Telepathie, übersinnliche Wahrnehmung statt. Es steht für Intuition, Erkenntnis, Kreativität, Geisteskraft und Manifestation. Die Farbe des sechsten Chakras ist indigo (rötliches blau).

Das siebte Chakra:
Das siebte Chakra oder Kronen-Chakra ist mit dem Spiritualkörper des Menschen verbunden. Hier findet die Vereinigung mit dem Universum statt. Hier ist das universelle Bewusstsein zuhause. Es steht für die Vollendung.
Die Farbe des siebten Chakras ist violett (oder auch weiß oder gold.)

In diesen sieben Chakren ist das gesamte Potential des Menschen hier auf dieser Erde verankert und enthalten: die physische Verkörperung des Menschen und seine Fortpflanzung, die Fähigkeit zu Gefühlen bis hin zur allumfassenden göttlichen Liebe und Hingabe, die Gedanken, übersinnliches Wahrnehmen und die Spiritualität. Diese sieben Chakren versorgen uns und unseren Körper mit allen notwendigen Energien aus allen Ebenen, mit denen sie verbunden sind. Sie würden immer optimal funktionieren, wenn wir Menschen mit unseren traumatischen Erlebnissen oder negativen Gedanken oder Emotionen nicht wären. Ja, wir Menschen schaffen uns die Blockaden in unseren Chakren selbst. Da alle Chakren miteinander verbunden sind, reicht eine Blockade in einem Chakra, um alle aus dem Gleichgewicht zu bringen. Unser Denken, Fühlen und Verhalten blockiert den Energiefluss in den Chakren und führt bis zu körperlicher Krankheit. Da unsere Chakren alle im Ätherkörper sitzen und alle unsere Körper miteinander verbunden sind, hat eine Blockade oder ein gestauter Energiefluss auch immer negative Auswirkungen auf unsere Aura oder unsere Energiekörper und umgekehrt. Die Aura ist jenes für unsere Augen (normalerweise) unsichtbare Feld aus Energien, die von den feinstofflichen Körpern abgegeben werden. Die Chakren haben die Aufgabe, die Energien von jenen feinstofflichen Körpern auf unseren physischen Körper zu übertragen. Sind also die Chakren durch unsere negativen Gedanken, Worte oder Verhaltensweisen blockiert, so gelingt die Übertragung der Energie der feinstofflichen Körper nicht mehr perfekt oder gar nicht.

Der Spiritualkörper ist ewig. Er besteht nach dem physischen Tod des Menschen weiter, während sich die anderen feinstofflichen Körper auflösen. Genauso verhält es sich mit dem siebten Chakra. Die Informationen der Chakren eins bis sechs gehen mit dem physischen Tod des Menschen in das siebte Chakra über und werden dort gespeichert. Bei einer neuen Inkarnation (Wiedergeburt) fließen die Informationen aus den Energiekörpern und Chakren in den ersten Monaten des Neugeborenen in das weit geöffnete siebte Chakra ein. Da der Spiritualkörper der Speicher aller unserer Inkarnationen ist, löst sich auch bei unserem physischen Tod nichts von uns auf, außer natürlich unserem physischen Körper, unser Kleid, das wir ausgezogen haben. Alles, was uns je ausmachte, ausmacht und ausmachen wird, bleibt immer und ewig gespeichert im siebten Chakra und im Spiritualkörper.

Die ersten drei Energiekörper in Aktion

Kommen wir zurück auf das Zusammenspiel der ersten drei Energiekörper, also dem physischen (Äther-) Körper, dem Emotionalkörper und dem Mentalkörper. Sie sind ein einziges, zusammenhängendes System. Keiner kann ohne den anderen existieren, obwohl jeder der drei Körper seine eigene Aufgabe, sein eigenes Aussehen und sein eigenes Energielevel hat. Jeder beeinflusst den anderen Körper und durchwirkt ihn energetisch. Es findet ein ständiger Energieaustausch statt. So wie die Chakren sich gegenseitig bedingen und beeinflussen, so tun dies auch die feinstofflichen Körper. Die Informationen gehen ständig hin und her, das einzige, was umgewandelt wird, ist die Schwingungsfrequenz oder das Energielevel, denn der Mentalkörper schwingt höher als der Emotionalkörper, und der Emotionalkörper schwingt höher als der physische Körper.

Dazu ein Beispiel: Sie haben negative Gedanken im Kopf. Sofort entwickelt sich bei Ihnen ein negatives Gefühl. Der Mentalkörper hat die Botschaft an den Emotionalkörper gesendet. Bleiben Sie nun lange Zeit in negativen Gedanken verhaftet, so wird nach bestimmter Zeit die Botschaft über den Ätherkörper an den physischen Körper gesendet und Krankheit ist die Folge. Der Ätherkörper ist geschwächt durch Ihr negatives Denken und Fühlen und durch die Schwächung des Ätherkörpers wird automatisch Ihr Immunsystem geschwächt und Krankheit kann sich manifestieren! Der Zustand des physischen Körpers ist nur das Ergebnis einer langen Kette an negativen Verknüpfungen des Mental- und des Emotionalkörpers! Das, was der Mental- und der Emotionalkörper gedacht und gefühlt haben, wird im physischen Körper materialisiert! Das ist alles! Hierbei ist es unbedeutend, ob die Negativität bewusst oder unbewusst gedacht und gefühlt wurde. Der physische Körper zeigt die Manifestation der negativen Gefühle und Gedanken in Form von Krankheit. Die Abstufungen und die Erscheinungsformen der Krankheiten sind vielfältig. Es dauert lange, bis sich Krankheit im Körper manifestiert, da der physische Körper träger ist als der Mental- oder der Emotionalkörper.
Wie lange also muss negatives Denken und Fühlen vorgeherrscht haben, bis der Körper eine Krankheit zeigt! Und es vergeht ebensoviel Zeit, bis die Krankheit wieder aus dem Körper verschwunden ist aufgrund der Trägheit der Masse. Somit ist unser physischer Körper das Opfer, nicht der Täter. Der Täter sind immer wir Menschen mit unseren negativen Gedanken und Gefühlen!!! Die gegenseitige Beeinflussung der ersten drei feinstofflichen Körper ist enorm! Ist einer der Energiekörper nicht im Gleichgewicht, hat das immer Einfluss auf die anderen Körper. Keiner kann ohne den anderen losgelöst agieren. Jeder braucht jeden! Deshalb ist es sehr wichtig, sich um alle drei Körper ausgewogen zu kümmern. Ein rationaler Mensch kümmert sich meist um den Mentalkörper, die Gefühle und der physische Körper kommen zu kurz. Ein Mensch, der sich nur um den physischen Körper kümmert, ist in der niedrigsten Schwingung und vernachlässigt den Emotional- und Mentalkörper. Und so

weiter. Wollen wir dem Emotionalkörper und dem Mentalkörper möglichst schwere, unverdauliche Kost zuführen, dann brauchen wir bloß tagtäglich die Nachrichten im Fernsehen mit Mord, Todschlag, Kriegen, Betrug, Diebstahl, und so weiter, anzuschauen. Zeitungen und Nachrichten leben nur von negativen Meldungen. Wenn man die Einschaltquoten betrachtet, so scheinen wir Menschen auch nur von negativen Berichten leben zu wollen! Und dann wundern wir uns, wenn der Emotionalkörper und der Mentalkörper nur noch negative Gedanken und Gefühle hegen? Hinzu kommt dann noch der Elektrosmog durch die vielen technischen Errungenschaften, auf die wir so stolz sind, und der Ätherkörper wird ganz sicher löchrig wie ein Schweizer Käse. Dies hat dann wieder neue Krankheiten zur Folge. Unsere Körper sind für diese Form der künstlich erzeugten Magnetfelder nicht geschaffen, sie leiden und werden krank! Wir führen einen inneren Krieg mit unseren feinstofflichen Körpern, wenn wir einen der drei Körper überbetonen. Die anderen beiden vernachlässigten Körper müssen dann um ihren Erhalt und um ihren Platz kämpfen. Das ist dann der Kampf in uns, der von uns unbemerkt stattfindet. Meist merken wir nur, dass wir uns unwohl fühlen, ohne uns der Ursache bewusst zu werden. Wir bestehen aus verschiedenen Körpern und aus verschiedenen Ebenen der Schwingung. Nur weil wir diese Schwingung mit unseren bescheidenen Sinnen nicht wahrnehmen können, deshalb existieren sie doch und entscheiden über unser Leben in diesem Körper! Wir müssen alle drei Körper pflegen, warten, reinigen, nähren!!! Das ist der Schlüssel zur Unabhängigkeit, der Unabhängigkeit von Ärzten, Kirchen, Politikern, Wissenschaftlern. Unsere feinstofflichen Körper, unsere Aura und unsere Chakren sind unser System zur Unabhängigkeit!

So wie die feinstofflichen Körper schwingen, so schwingen auch die sieben Chakren. Jedem Chakra eine bestimmte Farbe zugeordnet.

Erstes Chakra: Farbe Rot
Zweites Chakra: Farbe Orange
Drittes Chakra: Farbe Gelb

Viertes Chakra: Farbe Grün (auch Rosa)
Fünftes Chakra: Farbe Blau
Sechstes Chakra: Farbe Indigo (rötliches Blau)
Siebtes Chakra: Farbe Violett (auch Gold, auch Weiß)
Es sind die Farben des Regenbogens!

Schon die alten Weisen machten Versuche mit sich bewegenden oder drehenden Objekten. Am Anfang, als das Objekt noch (scheinbar) still stand, erklang ein tiefer brummender Ton. Der Ton wurde mit zunehmender Bewegung des Objektes höher und höher, und irgendwann für das menschliche Ohr unhörbar. Aber der Ton war immer noch da.
Geht man von der Akustik zu den Farben und ihrem Spektrum, so durchläuft der Gegenstand erst die Farbe bräunliches Rot, dann helleres Rot, Orange, Gelb, Grün, Blau, Indigo und Violett. Mehr Farben sind für unser Auge nicht wahrnehmbar. Übertragen wir nun die Farben auf die einzelnen Chakren, so schwingt das erste Chakra am niedrigsten, das siebte Chaka am höchsten. Wir Menschen führen unser Leben meist nur mit den ersten drei Chakren, also den am niedrigsten schwingenden Chakren! Dabei wird das Leben erst so richtig spannend mit dem vierten, sechsten und siebten Chakra. Je höher die Schwingung, umso „himmlischer" und leichter das Leben! Alle Gedanken, Worte, Gefühle und Taten sind in Schwingungen eingebettet. Ein negativer Gedanke, ein negatives Gefühl, ein negatives Wort hat immer eine langsame, also niedere Schwingung. Positive Gedanken, Gefühle, Worte haben eine hohe Schwingung. Da jeder Gedanke, jedes Gefühl, jedes Wort schwingt, zieht er damit Ereignisse oder Erfahrungen an, die ähnlich schwingen.

Alle vier Energiekörper in Aktion
Wenn wir uns ausreichend geübt haben, unsere ersten drei Körper ausgewogen zu beachten, zu pflegen und zu nähren, dann wird der Spiritualkörper so richtig aktiv. Dann nämlich ist es für den Spiritualkörper viel leichter, sich mit den anderen drei feinstofflichen Körpern zu verbinden und die kosmische Energie in sie zu leiten. Aktiv ist der Spiritualkörper

immer, aber bei einem nicht bewusst lebenden Menschen eben nur soviel, dass er mit der für ihn lebensnotwendigen Energie versorgt wird. Wenn wir aber unsere feinstofflichen Körper bewusst wahrnehmen und pflegen, dann wird der Spiritualkörper zu einem Turbo. Indem der Spiritualkörper nun viel leichter seine kosmische Energie in die anderen drei Körper abgeben kann, werden die drei Körper noch mehr in der Schwingung angehoben, gestärkt, gereinigt. Und ebenso mit den Körpern alle Chakren! Somit verschmilzt der Spiritualkörper mit den anderen Körpern und es entsteht eine wunderbare Einheit des Lichts und der Liebe. Die anderen drei Körper lassen sich immer mehr vom Spiritualkörper leiten. Sie wissen, er ist der einzige Körper, der weiß und der ist. (Dass es oberhalb des Spiritualkörpers noch andere Ebenen gibt, die ich nicht mehr als Körper bezeichnen möchte, da unser Wortschatz hier einfach zu sehr das Bild limitieren würde, spielt hier erst einmal für uns Menschen keine Rolle. Es gibt auch noch viel mehr Chakren als jene sieben Hauptchakren.)

Der Verstand und die Gedanken

Der Verstand und die Gedanken sind im Mentalkörper angesiedelt. Der Mentalkörper ist feinstofflich, aber eben stofflich. Somit gehört der Verstand zu den erschaffenen „Dingen“. Klar ist der Verstand nicht greifbar und nicht sichtbar wie zum Beispiel der Tisch. Aber er gehört in die materielle Welt und er besteht aus Energie. Die Schwingung des Mentalkörpers ist höher als die des physischen Körpers, was heißt, der Mentalkörper hat mehr Energie als der physische Körper. Der Verstand ist das „Gefäß“ für unsere Gedanken. Bei vielen Menschen ist der Mentalkörper nicht trainiert und wird dadurch nicht bewusst wahrgenommen. So schwirren sich ständig wiederholende Gedanken, Ängste, Befürchtungen in ihm herum, die mit dem alltäglichen Leben des Menschen zu tun haben. Dadurch ist der Mentalkörper äußerst chaotisch und der Mensch ist psychisch und physisch ebenfalls chaotisch. All diese meist chaotischen Gedanken befinden sich im „Gefäß“ Verstand. Jeder neu erschaffene Gedanke hat eine Energie und eine bestimmte Schwingung. Der eine Gedanke verursacht ein positives und aufbauendes Gefühl, der andere Gedanke versetzt uns in Angst und Schrecken. In dem Moment, in dem ein Gedanke „geboren“ wird, löst er sich vom reinen Bewusstsein und verselbständigt sich. Dadurch wird das Ego geboren. Da jeder Gedanke automatisch mit einer Gefühlsregung verknüpft ist, die wir über die fünf Sinne wahrnehmen, wird dadurch der Astralkörper, in dem die Gefühle beheimatet sind, beeinflusst. Nach seiner Geburt dehnt sich der Gedanke weiter und weiter aus und entfernt sich immer mehr vom reinen Bewusstsein. Nun kommen andere Gedanken und Gefühle hinzu und verzerren den ursprünglichen Gedanken, er wird immer mehr verfälscht. Besonders Angst und Panik verfälschen den ursprünglichen Gedanken und verursachen Druck. Der Gedanke ist aus der Reinheit des Bewusstseins herausgefallen und nimmt ein Eigenleben an. Wir haben geschaffen! Wir haben Quantenmöglichkeiten in unsere Realität geholt! Nun befinden sich viele Gedanken in unserem Verstand und je nach der Ausrichtung der Ansammlung der Gedanken nimmt ein Mensch diese oder jene Überzeugung an. Das Ego wird stärker und stärker. Wir wissen aber, dass der Verstand nur ein guter Diener sein kann, niemals aber ein guter Herr. Die meisten Menschen identifizieren sich mit ihrem Verstand und ihrem Denken, also übergeben sie dem Ego die Herrschaft über ihr Leben. Unser Glaube ist immer an unsere Überzeugungen gebunden. Wer gibt uns Überzeugungen? Da ist zum Beispiel die Erziehung durch das Elternhaus oder die Schule und die Universität. Wir lernen, machen einen Abschluss, bekommen eine Note und auf diesem Gelernten bauen sich unsere Überzeugungen für unser Leben auf. Wir lernen von den Wissenschaften der Biologie oder der Physik, dass die Gesetze des Universums so oder so seien. Und wenn sich nun alle irren? Wir leben unser Leben nach den Überzeugungen anderer! Die Macht, die der Überzeugung innewohnt, ist eine mächtige Kraft, gegen die es keine andere irdische Kraft gibt! Wunder zum Beispiel sind Überzeugungen! Nehmen wir das Beispiel des Laufens über glühende Kohlen! Das ist kein Wunder in dem Sinn, sondern die Überzeugung desjenigen, der über diese Kohlen geht. Er glaubt an sich und daran, dass er, ohne Schaden zu nehmen, über diese Kohlen laufen kann! Wir haben gehört, dass die Matrix, also das Feld, nichts Festes und Starres ist und dass die Überzeugung der Code ist, der das Energiefeld aus der Matrix in die Realität holt. Die Überzeugung übersetzt die Quantenmöglichkeiten in unsere Welt und lässt sie real werden. Ein Quant wird dann zu einer Welle, die durch die Überzeugung zu einem Atom oder zu einer Ansammlungen von Atomen wird und damit in die materielle Welt eintritt. Unsere Gedanken sind höher schwingend als die mit unseren Gedanken geschaffene Realität der Materie. Unsere Gedanken haben uns alle dahin gebracht, wo wir im Moment stehen. Nicht die Umwelt ist schuld, nicht die Eltern oder die Schule, nicht die Medien, sondern wir allein sind für unser Leben verantwortlich. Wobei das Wort „Schuld" ein Unwort ist, denn es gibt keine Schuld im Universum. Wenn wir also etwas in unserem Leben ändern wollen, weil uns unser Leben gerade nicht erfüllt und uns unzufrieden macht, dann müssen wir die Energie verändern, in der die Atome, die unser Leben ausmachen, leben. Die Energie der Atome verändern wir dadurch, indem wir anders denken. Durch anderes Denken holen wir uns aus dem Quantenfeld der unendlichen Möglichkeiten andere, bessere, neue Atome, die uns eine andere, bessere Realität bieten. Wenn wir also etwas verändern wollen, nutzt es nichts, im Außen etwas zu verändern. Wir müssen mit dem Ändern in uns selbst anfangen, indem wir unser Denken ändern! Überzeugungen verändern die Materie! Wollen wir Fülle, eine glückliche Partnerschaft, Gesundheit, und so weiter, dann müssen wir auf der richtigen Energieebene denken, damit wir die richtigen Atome in unser Leben holen.

Woran erkennt man den Unterschied zwischen einem Gedanken und dem reinen Bewusstsein? Gehen Sie in eine Meditation und beobachten sie Ihre Gedanken. Sie kommen und sie gehen, sie schweifen ab, werden schwächer oder sie werden stärker. Es dauert sicherlich ein paar Wochen bei täglicher Übung, bis Ihr Verstand und Ihre Gedanken ruhiger werden. Versuchen Sie, nicht zu denken! Doch, das geht! Wenn sich wieder ein Gedanke einschleichen will in Ihre Meditation, dann fragen Sie sich: Welche Farbe hat mein nächster Gedanke? Stellen Sie Ihrem Verstand Fragen, die seine Logik durcheinander bringen. Der Verstand kann auf so eine Frage keine Antwort geben, er wird schweigen. Der Raum, der dann entsteht, wenn kein Gedanke mehr ankommt, ist das reine Bewusstsein. Sie denken nicht mehr und Sie existieren immer noch! Wer ist denn das, der da nicht mehr denkt? Sie! Immer noch Sie! Indem Sie nicht denken, sind Sie im reinen Bewusstsein und verbunden mit der göttlichen Quelle, dem Quantenfeld, der Matrix. Das reine Bewusstsein ist nicht mit dem Verstand zu erkennen und zu erfahren, sondern nur in den Zwischenräumen des Nichtdenkens zu erleben. Man fühlt es einfach, wenn man im reinen Bewusstsein ist!

Die Gefühle und das Herz

Die Gefühle sind im Astral- oder Emotionalkörper zuhause. Die entstehenden Gefühle und ihre Qualität sind von der Qualität unserer Gedanken abhängig. Der Astral- oder Emotionalkörper schwingt niedriger als der Mentalkörper. Zuerst werden Gedanken produziert, dann schließt sich dem Gedanken ein Gefühl an, also geht die Schwingung vom Mentalkörper zum Astral- oder Emotionalkörper weiter, und erreicht dann den physischen Körper. Gefühle werden durch Gedanken ausgelöst, es sind situationsabhängige Gefühle. Sie sind vom Verstand durch die Gedanken kreiert und zeitlich limitiert. Sie alle dienen dem Ego mit seinen Bedürfnissen, zu regieren und zu dominieren. Das Ego will trennen und herrschen. Die Gefühle, die an die Gedanken gebunden sind, sind Gefühle wie Freude, Glückseligkeit, Neid, Ärger, Hass, Stolz, Hochmut, Besorgnis, Gram, Kummer, Lustgefühle, und so weiter. Wir haben eine große Palette von Worten, um Gefühle zu beschreiben. Alle diese Gefühle sind nur Facetten oder Abstufungen von zwei Emotionen: Liebe und Angst.

Was ist Angst? Angst wird allein durch das Konzept des Mangels erzeugt. Angst vor Krankheit (Mangel an Gesundheit), Angst vor der Schule (Mangel an guten Noten), Angst vor der Einsamkeit (Mangel an Partnern), Angst vor Verlust (Mangel an Fülle), und so weiter. Nun ist aber Mangel nicht etwas, was wir auf natürliche Art und Weise erfahren könnten, denn ein Mangel kann nie innerhalb einer kosmischen Ordnung und innerhalb der Matrix existieren. Im Universum gibt es keinen Mangel! Das Quantenfeld beinhaltet die unendliche Summe aller Möglichkeiten. Man muss uns erst im Laufe unseres Lebens beibringen, dass es einen Mangel geben kann! Um uns dies beizubringen, wurden enorme Anstrengungen weltweit auf diesem Planeten unternommen! Um Mangel überhaupt wahrnehmen zu können, muss die Sicht des Menschen so sehr verengt werden, dass er das, was er sucht, nicht mehr darin finden kann. Ist der betroffene Mensch erst einmal davon überzeugt, dass er einen Mangel hat, dann ist es ein Leichtes, ihn weiter davon zu überzeugen, dass er diesen Mangel aufgrund einer in ihm selbst liegenden Unzulänglichkeit erlebt. Diese Unzulänglichkeit existiert aber tatsächlich: Es ist die Weigerung des Menschen, die Fülle um ihn herum zu sehen! Uns wurde jedoch durch unsere „Gesellschaft" beigebracht, dass die Unzulänglichkeit, die wir angeblich haben, etwas ganz, ganz anderes ist. Uns wurde beigebracht, dass wir in einer gewissen Weise von Gott nicht angenommen sind und deshalb leiden müssen, um für die Sünden unserer Existenz zu büßen. Nach den Vorgaben unserer Gesellschaft kann der einzige Weg, aus diesem Dilemma herauszukommen, nur darin bestehen, aufzuhören zu existieren. Das ist die Grundlage des von Menschen konstruierten Codes der Angst, der von allen, aber wirklich allen politischen, religiösen (besonders westliche Welt), finanziellen und all den anderen Machtstrukturen benutzt wird, um diese Massenmanipulation aufrecht zu erhalten. Unterstützt wird diese Manipulation von den Medien, Zeitungen und von der Werbung. Die Werbung vermittelt ständig das Gefühl des Mangels. Sie sagt uns zum Beispiel, wir bräuchten unbedingt diese Versicherung, jene Zahnpasta oder jenes Messer, sonst hätten wir einen Mangel. Werbung arbeitet mit der Angst des Menschen. Aber was ist der Code Angst wirklich? Der Code Angst ist nichts anderes als eine Störung in der Wahrnehmung der Realität, denn der Code Angst ist der erlernte Glaube, dass es die Realität nicht gibt, wie sie tatsächlich vorhanden ist. Es handelt sich um einen anerzogenen Wahrnehmungsfehler. Der Code Angst ist keine Realität, er muss ständig bekräftigt und aufrecht erhalten werden, indem von außen Minderwertigkeitsinformationen beigefügt werden. Das ständige Bekräftigen und Aufrechterhalten dieses Codes beherrscht unsere Gesellschaft leider bestens!

Die Liebe (Es gibt nur eine universelle und reine Liebe, die nichts mit der Liebe zwischen Mann und Frau und sonstigen Gefühlen zu verwechseln ist.) entspringt direkt dem reinen Bewusstsein, der Matrix, dem Quantenfeld. Diese Liebe ist nicht an Umstände oder

Bedingungen geknüpft. Sie hat keinen Grund, um da zu sein, sie ist einfach! Liebe entspringt aus dem Bewusstsein und reines Bewusstsein ist es, was uns und alles zusammenhält.

Aus diesen beiden Emotionen Liebe und Angst leiten sich alle anderen Gefühlsnuancen ab. Ein Gefühl ist die Vereinigung aus den Gedanken und den Emotionen. In den Chakren fünf, sechs und sieben sind die Gedanken und Ideen, Inspirationen und Kreativität zuhause und in den Chakren eins, zwei und drei fühlen wir die Möglichkeiten, die wir angedacht haben. Eine besondere Stellung nimmt das vierte Chakra ein, es ist das Herz-Chakra. Hier ist die reine Liebe zuhause. Übrigens ist das vierte Chakra das einzige Chakra, das man wachsen und schrumpfen fühlen kann. Alle anderen Chakren können wir nicht fühlen. Gehen Sie in das Gefühl der reinen Liebe oder denken Sie an einen Menschen, den Sie sehr lieben. Sie merken sofort, wie das Herz-Chakra sich weitet. Gehen Sie in das Gefühl von Hass oder Wut und Sie stellen fest, wie schnell sich das vierte Chakra zusammenzieht. Das Herz ist das stärkste elektrische und magnetische Feld im Körper des Menschen, nicht unser Gehirn! Um jedes Herz herum ist ein messbares Energiefeld, welches zwei bis drei Meter und mehr einnehmen kann. Das Herz erzeugt Wellen, die Kilometer weit reichen. Da alles mit allem über die Matrix verbunden ist, sind wir Menschen alle über das Herz besonders stark miteinander verbunden. Das Herz sieht alles und fühlt alles, aber es verurteilt nicht. Das Herz ist jenseits von unserem Ego. Das Ego wird vom Verstand regiert und beherrscht und der Verstand verurteilt und teilt ein in gut oder schlecht, er teilt. Das Herz allein hat die Fähigkeit zu sehen ohne irgendeine Bewertung oder Verurteilung. Im Herz ist das Mitgefühl zuhause.

Wir haben gelernt, es gibt ein Energiefeld, die Matrix, welches alles zusammenhält. Dieses Energiefeld hält die Welt zusammen, hält uns zusammen, hält das gesamte Universum zusammen. Unsere Erde und unsere Körper sind die Realisierung dieser Energie in der Materie! Uns Menschen ist es möglich, zu diesem Feld zu sprechen durch unsere Gefühle und unsere Gedanken! Die neue Wissenschaft der Quantenphysik sagt: Wir Menschen sind nicht länger Opfer in einem Universum, in dem wir bedeutungslos am Rand stehen, sondern wir sind Täter und Mitwirkende! Wir sprechen jeden Tag mit diesem Energiefeld! Wir sind immer mit allem und jedem dieses Energiefeldes verbunden! Wir haben eine Kraft in uns, die direkte Auswirkungen auf die Welt und das Universum hat! Alles ist Energie. Unser gesamtes Universum (auch das Universum ist schon materiell) und unsere Erde sind von dieser Energie durchdrungen. Auch wir Menschen sind aus dieser Energie „geschöpft“. Energie ist eine Kraft, eine Beziehung zwischen zwei Objekten. Energie ist eine Verbindung von kleinsten Molekül- und Elektronenpartikeln, die sich nach einem ganz bestimmten Muster verhalten. Diese kleinsten Partikel sind kleinste Einheiten der uns umgebenden Wirklichkeit. Alles im Universum besteht aus diesen Partikeln, wirklich alles! Sie bewegen sich je nach der Dimension unseres Universums mit unterschiedlicher Geschwindigkeit. Unser Körper besteht aus diesen Partikeln. Wir können unseren Körper sehen und fühlen, weil in der dritten Dimension, in der wir leben, diese Partikel am niedrigsten schwingen. Sie verdichten sich hier auf der Erde am stärksten. Daher meinen wir, wir seien aus festen Stoffen oder fester Masse. Das stimmt aber nicht. Wir sind reine Energie. Auch unser Haus oder unser Auto besteht aus diesen Partikeln. Partikel, die sich zu Stühlen, Tischen, Pflanzen, Tieren und Menschen zusammenfügen, bewegen sich alle mit sehr niedriger Geschwindigkeit, da sie in einer dreidimensionalen Welt schwingen. Aber sie bewegen sich, sie schwingen, sie sind Energie! Das Prinzip der Schwingung besagt:

Nichts ruht. Alles bewegt sich. Alles schwingt. Selbst scheinbar leblose Objekte haben schwingende Atome oder Partikel und haben somit Energie in sich. Die Quantenphysik sagt: Das ganze Universum ist bewusst. Es gibt keine Zufälle. Alle Menschen, Tiere, Wesen, Blumen, Bakterien, Formen sind Ausdruck des Bewusstseins der Quantenfelder. Ohne dieses wissende universelle Bewusstsein, das die Information für das Wachstum unseres Körpers, unserer Organe beinhaltet, könnte kein Körper existieren. Es ist die universelle göttliche Präsenz in allem und jedem, die uns das Sein und das Leben gibt. Nichts und niemand kann von den Quantenfeldern getrennt werden. Kein Mann und keine Frau sind besser oder schlechter als der andere, denn wir alle sind Teil dieses einen Bewusstseins, der Quanteninformation, die uns ewiges Leben und Sein gibt. Wir alle sind Teil eines immer wacher werdenden universalen Bewusstseins. Nichts geschieht einfach so, sondern ist eine unvermeidbare Konsequenz einer vorausgegangenen Handlung. Wissen ist somit nicht länger als ein „örtliches Geschehen" anzusehen, sondern ist ein Aspekt des überall zugänglichen „holographischen" Ganzen. In der Quantenphysik ist damit gemeint, dass ein einzelnes Geschehen an zwei oder drei oder beliebig vielen Orten gleichzeitig stattfinden kann. Genau diese Tatsache ermöglicht es der Radionik ebenso wie Heilern, Geistheilern oder Hellsehern Zugang zu einem an ihrem aktuellen Aufenthaltsort nicht vorhandenen Wissen zu haben. Die Quantenphysik behandelt Quantenbeziehungen, das heißt, die Art und Weise, in der das unendlich Kleine mit dem unendlich Großen identisch ist. Ein Wassermolekül ist identisch zu allen Ozeanen dieser Erde. Jedes ist eine Darstellung oder ein Ausdruck des anderen. Dies bedeutet, dass jedes Wassermolekül dieselbe Quantenmasse besitzt wie alle Ozeane. Quanten sind immer und überall in allem und jedem vorhanden. Die Erforschung und Nutzung dieser Erkenntnisse ist noch eine sehr junge Wissenschaft und es gibt noch sehr wenige physikalische Geräte, die darauf basieren. Radionik ist eine dieser Möglichkeiten.

Der Ursprung aller Materie ist die Information, das In-Form-Machen. Das In-Form-Machen ist nicht nur die Bedeutung des Wortes, sondern auch sein Code, der alle Mysterien des Lebens erschließt. Am Anfang war das Wort! Am Anfang stand die reine und verdichtete Energie. Information ist also strukturierte, codierte und programmierte Energie! Das Programm ist ein Zusammenkommen von Energie in einer unendlichen Vielfältigkeit, um Formen zu manifestieren.

Form ist jedoch nichts Festes oder Stabiles, sondern lediglich eine vorübergehende Ansammlung von Energien. Die Dauer jeder einzelnen Form ist zeitlich so kurz, dass wir keine Technologie besitzen, diese zu messen. Die Illusion einer „festen" Form ist ein Ereignis, welches nur deshalb vorkommt, weil jede Energieansammlung dazu tendiert, sich selbst zu vermehren und selbst wiederzuerschaffen. Das wird von jeder Form eindeutig bewiesen. Keine Person, die wir je getroffen haben, ist physisch von einem Moment zum anderen dieselbe! Dies scheint uns so normal zu sein, dass wir es einfach als sicher erachten und niemals hinterfragen, warum Prozesse wie das Älterwerden überhaupt geschehen können. Die Humanbiologie kann diesen Prozess nur als eine Vielfalt von unerklärlichen Fehlfunktionen erklären. Die Quantenphysik jedoch kann uns nicht nur genau zeigen, wie dies geschieht, sondern auch den Weg weisen, wie dieser Alterungsprozess aufzuhalten ist oder rückgängig gemacht werden kann.

Betrachten wir einmal die konventionelle Evolutionstheorie: Einzellige Organismen begannen, sich selbst zu komplexen Gemeinschaften anzusammeln, was dann in der weiteren Entwicklung zu Pflanzen und Tieren führte. Sie übermittelten in-Form-machende Impulse an die Quantenfelder. Diese Informationen wurden dann von anderen Einzellern aufgenommen und dazu benutzt, andere, ähnliche Gemeinschaften zu bilden. Es ist immer (!) die Information, die zur Vermehrung führt, nicht die Form selbst! Noch wichtiger ist, dass nach dem Prinzip der Quantenphysik die Entfernung nicht präsent ist. Es gibt keine Trennung. Die Trennung ist ein Wahrnehmungsfehler, der in den Quantenfeldern nicht vorkommt. In der

Quantenphysik nennt man das Superpositionierung. Und genau das ist der Grund, warum Radionik funktioniert! Genau das ist der Grund, warum Fernheilung oder Geistheilung funktioniert: Weil es keine Trennung gibt!
Die Grundvoraussetzung für die Schöpfung ist also: Nicht nur Pflanzen und Tiere benötigen die in den Quantenfeldern enthaltenen Informationen, um zu wissen, wie sie wachsen sollen, sondern jedes Organ benötigt seine eigene Information. Die Vermehrung von mehrzelligen Organismen ist also nur dann möglich, wenn die Informationen dazu vorhanden und zugänglich sind. Oder anders am Beispiel des Menschen ausgedrückt: Unsere Leber benötigt menschliche Leberinformation. Unsere Zellen benötigen menschliche Zellinformation, unser Herz benötigt menschliche Herzinformation. Das heißt aber nicht, dass alle Leberorgane oder alle Herzen, alle Zellen oder alle Menschen gleich sind. Es ist lediglich eine grundlegende Struktur, innerhalb derer die Tätigkeiten und Funktionen stattfinden können. Nehmen wir noch ein zweites Beispiel zur Verdeutlichung: Wir haben zwei baugleiche Fernseher und beide Fernseher sind von demselben Hersteller. Auf dem einen Fernseher schaut eines Ihrer Kinder gerade den Kinderkanal, auf dem anderen Fernseher läuft der Sportkanal für Ihren Mann. Das eine Fernsehgerät ist in der Form vollkommen identisch zum anderen Fernsehgerät. Innerhalb dieser Form der beiden Fernseher werden unterschiedliche Programme empfangen. Das Fernsehgerät selbst kann nicht bestimmen, welches Programm geschaut werden soll. Sie treffen die Auswahl der Programme. Zudem müssen Sie eine Auswahl treffen, denn auch wenn alle Kanäle gleichzeitig zu empfangen wären, Sie können immer nur ein Programm schauen.

Nun sind wir Menschen keine statischen Schöpfungen, sondern wir erschaffen ständig Neues. Wir nehmen nicht nur permanent frische Informationen, also In-Form-Machendes in uns auf, sondern wir geben auch ständig Informationen, In-Form-Machendes an die Quantenfelder ab. Die Informationen, die jeder von uns ständig an die Quantenfelder abgibt, sind logischerweise sehr persönlich und neigen dazu, sich auf unsere nächste Umgebung zu konzentrieren. Solche Informationen tauschen wir auch mit denjenigen aus, mit denen wir in engem Kontakt sind. Wir haben also die Fähigkeit, den Quantenfeldern frische Informationen hinzuzufügen. Ein spiritueller Meister oder ein Heiler wird zum Beispiel einem Klienten beruhigende Informationen hinzufügen. Radionik fügt zum Beispiel ausgleichende Informationen hinzu. Eine weniger entwickelte Seele neigt dazu, Wut, Ärger oder sonstige negative Regungen hinzuzufügen. Jegliche abgegebene Information tendiert dazu, sich in der nächsten Umgebung des Erzeugers zu konzentrieren. Ein spiritueller Meister oder Heiler wird deshalb von den Menschen aufgesucht, die Glück, Zufriedenheit, Ausgeglichenheit und Frieden suchen, wird jedoch von den Menschen gemieden, die sich lieber mit den negativen Emotionen oder Schuldfragen auseinandersetzen. Oder anders: Ein Mensch mit Wut und Zorn wird mit den Menschen mitschwingen, die jemanden suchen, den sie für das, was in ihrem Leben nicht klappt oder was sie nicht mögen, verantwortlich machen können.

Es ist also dringend an der Zeit, sich der zu treffenden Entscheidungen oder Wahlmöglichkeiten, die wir alle haben, bewusst zu werden. Es ist nicht länger angebracht, mit dem konform zu gehen, was uns durch in-Form-machende Energien auferlegt wird oder auferlegt zu werden scheint. Diese in-Form-machenden Energien kommen aus unserer Umgebung oder sind durch unsere Gewohnheiten vorhanden. Wir müssen uns also darüber im Klaren sein, dass wir das, womit wir unser Leben in-form-ieren, wählen müssen! Wir haben die Wahl zu treffen, womit wir unserem Leben Form geben! Der einfachste Weg zur optimalen Form ist sicherlich der des Eremiten, der vollkommen abgeschirmt und abgeschieden von allen Einflüssen lebt, den Tag mit Meditation verbringt und bewusst die Informationen wählt, die er haben möchte. Das geht natürlich bei den meisten Menschen auf dieser Erde nicht. Also suchen wir andere Wege, wie zum Beispiel den der Radionik, um unserem Leben die optimale Form und Ausdrucksweise zu geben.

Um es noch komplizierter zu machen, sollten wir uns bewusst machen, was wir Menschen im Laufe unserer einzelnen Leben alles so erschaffen haben. Und all das von uns Erschaffene in-form-iert ebenfalls, und das nicht zu knapp und teilweise auch sehr negativ. Die meisten Dinge, die wir geschaffen haben, sind äußerst zerstörerisch: Rassismus, Dogmen, Kapitalismus, Waffen, Atombomben, Elektrosmog, Drogen, Alkohol, und so weiter. Hierbei handelt es sich nicht nur um zerstörerische Einflüsse, sondern unter diesen fragwürdigen Errungenschaften gibt es „Dinge", gerade die technischen Dinge, die mit den für uns notwendigen Informationen auch noch selbst mitschwingen. Sie überlagern die Informationen, die wir benötigten, und hindern uns und unsere Körper daran, das zu bekommen, was wir wirklich bräuchten, um in Gesundheit und Frieden zu leben. Unsere Körper und unser Geist werden heutzutage mit jeder Menge Müll bombardiert, was uns nicht nur von unserer Klarheit im Geist ablenkt, sondern uns sogar verwirrt und uns richtig krank macht. Warum scheinen manche Menschen rundum glücklich, gesund und im Frieden mit der Welt zu sein und andere sind vom Pech verfolgt, krank und unglücklich? Wenn wir uns das fragen, dann sollten wir auch die Frage stellen: Welches Programm schauen die einen auf ihrem „kosmischen" Fernseher und welches Programm schauen die anderen an? Nun gibt es vielfältige Techniken und Methoden, die uns alle helfen sollen, unseren Fernsehempfang optimal eingestellt zu halten. Dazu gehören Meditation, Mentaltraining, Psychologie, Radionik, Geistheilung, Aura lesen und so fort. Aber so einfach ist dies eben nicht. Denn wir empfangen und senden ja nicht nur unsere erlernte Technik, zum Beispiel die Meditation, sondern wir empfangen einen totalen Mischmasch von Informationen, die entweder unwichtig oder sogar zerstörerisch sind. In einer von Technik übervollen Welt können wir die Informationen, die wir dringend benötigen, überhören, da die Störungen so laut und vordringlich sind. Deswegen gibt es Stadtteile oder Stadtviertel, in denen immer Alkohol, Drogen oder Kriminalität vorherrschen werden. Hier sind die Informationen in Form von massiven Störungen so stark vorhanden, dass sie Positives überlagern und dass in der Folge dieser Überlagerung die Menschen die Form der Zerstörung leben. Es ist also keineswegs so einfach, störungslos zu senden und zu empfangen. Also suchen wir Wege, die uns dabei unterstützen und helfen. Zu diesen Wegen gehört die Radionik. Radionik ist nur ein Weg oder eine Möglichkeit von vielen im Universum, aber eine sehr gute Möglichkeit!

Radionik

Radionik ist für die meisten Menschen ein unbegreifliches Phänomen. Ohne jemandem aus der Wissenschaft zu nahe treten zu wollen, so verweist die alte Wissenschaft dieses Gebiet in das Reich der Phantasie. Was nicht bewiesen werden kann nach ihren starren und festgelegten Kriterien, existiert einfach nicht. Der andere Teil der alten Wissenschaft mag die Radionik sehr wohl anerkennen, ihm jedoch fehlt der Mut, in die Öffentlichkeit zu gehen. Zu große Angst herrscht vor, man könne sich als Wissenschaftler blamieren. Warum ist das so? Radionik arbeitet auf einem Gebiet, welches nicht mit den vorhandenen traditionellen Mitteln der Wissenschaft nachweisbar ist. Und dennoch funktioniert Radionik, denn Radionik arbeitet mit dem reinen Bewusstsein und mit der Matrix, der göttlichen Quelle, dem Quantenmeer an Möglichkeiten. Bewusstsein und Verstand passen nicht zusammen. Unser Verstand ist limitiert und kann diese Bereiche der Matrix einfach nicht fassen und einordnen. Unser Verstand ist ein guter Diener während unseres irdischen Lebens, aber unser Bewusstsein steht weit über dem Verstand und ist mit der kosmischen Matrix verbunden. Deshalb tut der Verstand sich auch so saumäßig schwer, Radionik zu begreifen. Er kommt bei Radionik einfach an seine Grenzen!

Die Bezeichnung Radionik ist eine Zusammensetzung aus den Begriffen Radiästhesie (Schwingungsempfindung) und Elektronik. In einfachen Worten wird Radionik wie folgt beschrieben: Schwingungen werden mit Hilfe eines technischen Gerätes auf die Zielperson oder den Zielgegenstand gesendet. Die Sendung der Schwingung geschieht einmalig oder in einem bestimmten Intervall. Das ist eine heute gängige Erklärung von Radionik. Es ist der Versuch, zu erklären, dass etwas auf irgendetwas irgendwohin übertragen wird. Da wir wissen, es gibt keine Zeit und keinen Raum, kann auch nichts übertragen, besendet oder per Schwingung irgendwohin gebracht werden, weil es schon da ist. Wir haben gelernt, dass es auch keine

Trennung gibt in der Matrix, alles ist mit jedem immer verbunden. Radionik ist ein Hilfsmittel, eine bestimmte Information zu plazieren, wobei auch hier wieder die Schwierigkeit im Wort „plazieren" steckt. Wir haben nun einmal einen holprigen Wortschatz oder – noch treffender ausgedrückt – wir haben überhaupt noch keinen Wortschatz, der nur annährend das beschreibt, was da eigentlich mit Hilfe von Radionik passiert. Also werde ich im Folgenden weiterhin unsere etwas dürftigen Worte benutzen und vom Übertragen sprechen, obwohl wir wissen, dass Radionik In-Form-machen bedeutet. Dieses Buch soll gerade die Menschen, die von Radionik zum ersten Mal hören, nicht überfordern. Die Hauptproblematik besteht nicht in der Sache der Radionik, sondern in den Wortschöpfungen, die wir verwenden, um diese Sache zu beschreiben. Da gerade Menschen, die noch nie etwas von der Matrix, dem Quantenmeer oder den Quanten hörten, sich besonders schwer tun, dann auch noch zu glauben, es gäbe keinen Raum und keine Zeit, werde ich in den bildlichen Worten der Übertragung (Besendung, Beschwingung oder Energieübertragung) bleiben, um nicht noch mehr zu verkomplizieren! Das ist meine Entscheidung, diese Worte als Krückstock zu verwenden. Bilder sagen mehr als alle trockenen Erklärungen und wenn das Bild des „Besendens" oder „Beschwingens" hilft, etwas zu verdeutlichen, so sei mir bitte gestattet, diese zu verwenden.

Radionik ist ein Hilfsmittel, eine Information zu setzen oder zu übertragen. Oder noch besser: Radionik in-form-iert, Radionik in-form-iert neu oder re-in-form-iert. Eine von uns gewünschte Information wird mittels Radionik abgegeben. Sie merken, es ist schon fast unmöglich, das passende Verb zu finden, welches diesen Akt beschreiben soll. Information wird zielgerichtet eingesetzt, also übertragen. Die Art des Radionik-Gerätes ist sekundär. Wichtig allein ist die Tatsache, dass ein Gerät die Aufgabe übernimmt, zielgerichtet und in wiederkehrenden Intervallen eine „Arbeit" für uns zu tun. In der Art der Übertragung unterscheiden sich die Radionik-Geräte meist voneinander, jedes Gerät ist immer nur ein Weg von vielen, und alle Wege führen zum Ziel. Im Grunde genommen könnte man sich

Radionik sparen, wenn wir Menschen diszipliniert und permanent im richtigen Denken bleiben würden, uns durch nichts ablenken oder beeinflussen lassen würden und täglich, am besten stündlich in eine Meditation gehen würden. Wer aber kann das schon? Und wer macht das schon? Meistens ist die Hauptbegründung, warum man das nicht machen könne, die angeblich fehlende Zeit. Also hat man Radionik geschaffen. Die Radionik übernimmt im Grunde unsere Arbeit. Radionik ist unser Assistent, der Tag und Nacht unermüdlich für uns arbeitet. Nicht mehr und nicht weniger. Die Erklärung mag Ihnen nun sehr einfach erscheinen, aber ich bringe die Dinge gerne auf den Punkt. Radionik ist ein Weg, gleichberechtigt mit dem geistigen Heilen, mit Meditation, mit allen alternativen und sanften Methoden, den Menschen in seine Mitte zu bringen. Warum das Ganze irgendwann „Radionik" genannt wurde, weiß ich nicht. Mag sein, es gibt schönere und aussagekräftigere Begriffe. Ich als Nichtwissenschaftlerin hatte mit diesem Begriff am Anfang meine Schwierigkeiten. Ich suchte die Erklärung der Radionik im Begriff „Radionik" und da habe ich lange gesucht, bis ich endlich verstand, dass dieser Begriff im Grunde vollkommen egal ist und mir nicht die Antworten auf meine Fragen geben kann. Wichtig ist es, die Quantenphysik und die Matrix zu verstehen. Die Matrix, das Feld, war für mich der Schlüssel zum Verständnis der Radionik. Deshalb lege ich so großen Wert darauf, nicht gleich mit der Radionik-Tür ins „Haus" zu fallen, sondern den Weg anders zu gehen. Genau deshalb ist dies ein anderes Buch über Radionik. Auch ist für mich nicht von großer Bedeutung, wie die Übertragung vom Gerät zum Menschen oder zum Gegenstand funktioniert. Wichtig ist, dass die Übertragung funktioniert. Wer sich mit dem Thema, wie Radionik in das Gerät kommt und wie die Übertragung funktioniert, im Detail auseinandersetzen möchte, der kann dies gerne tun. Dazu gibt es ausreichend Fachliteratur. Dieses Kapitel ist in diesem Buch nicht enthalten.

Halten wir also fest: Radionik arbeitet mit Hilfe eines Gerätes, um positive, aufbauende, reinigende und auch heilende Information auf die Zielperson oder den Zielgegenstand zu übertragen! Dank dieser neuesten Erkenntnisse der Quantenphysik und mittels moderner Technologie ist es möglich, das Informationsfeld, also die Schwingung eines Menschen, eines Tieres, einer Pflanze, eines Unternehmens oder eines Gegenstandes zu analysieren, Schwachstellen und Disharmonien zu erkennen und diese wieder zu harmonisieren und ins Gleichgewicht zu bringen. Dies ist nichts anderes als re-in-formieren, also wieder in Form bringen. Diese Informationsfelder, die jedes Ding, jedes Lebewesen und jeden Menschen umgeben, können mittels Radionik verändert werden. Je häufiger und konstanter ein Feld in-form-iert, in Form gebracht wird, desto größer ist die Aussicht, dass über dieses Feld dauerhafte Veränderungen initiiert werden. In der Radionik spricht man gerne von den so genannten „morphischen" oder „morphogenetischen" Feldern. Sie sind nichts anderes als das von mir Beschriebene zu den Quanten und der Matrix, es ist nur ein anderer Begriff für dieselbe „Sache". Alles in unserer Welt, egal ob Menschen, Tiere, Pflanzen, Unternehmen oder Gegenstände, sind von morphogenetischen Feldern, den so genannten Quantenfeldern oder Informationsfeldern, umgeben. Jedes Informationsfeld enthält die komplette Information über das, was es umgibt, und hält den Kontakt zu anderen Feldern gleicher Art. Die Informationsfelder sind das Bindeglied, durch das alles mit allem verbunden ist. Entsprechend trägt das morphogenetische Feld eines Menschen sämtliche Informationen seines Lebens, die ständig ergänzt werden mit allem, was dem Menschen zu Lebzeiten widerfährt. All dies wird permanent im morphogenetischen Feld des Menschen abgespeichert.

Das gesamte Universum schwingt, denn alles ist in Bewegung. Fest und ruhend scheint uns die Materie nur aufgrund unserer begrenzten Wahrnehmung. Nicht nur alle Materie, sondern auch jeder Gedanke, jede Erregung und jeder geistige Zustand hat eine charakteristische Schwingung. Wir Menschen haben die Möglichkeit, unseren Geist auf jede beliebige Stufe einzuschwingen. Wie wir die Außenwelt erleben, ist tatsächlich abhängig von der Frequenz, auf der wir emotional und gedanklich schwingen. Wir sind immer der Urheber unserer eigenen Realität. Mit allem, was wir denken, fühlen, sagen und tun, erzeugen wir ständig Schwingungen und senden diese aus – meist jedoch unbewusst. Da alles mit allem zusammenhängt und energetisch verbunden ist, wird die Schwingung vom Universum aufgenommen und kommt wie ein Bumerang in Form von Ereignissen auf uns und unsere Welt zurück. Die hermetische Philosophie (nach Hermes Trismegistos) besagt: „Wer das Prinzip der Schwingung versteht, hat das Zepter der Macht ergriffen."

Diese morphogenetischen Felder oder Informationsfelder können mittels Radionik verändert werden. Radionik ist nur ein Weg von vielen Wegen, die uns zum Ziel führen können, ich möchte das nochmals betonen. Alle sanften alternativen Wege sind gleichwertig, der Unterschied besteht nur darin, dass im Fall der Radionik ein Gerät die „Behandlung" übernimmt, im Falle der Geistheilung ein Heiler dies übernimmt, und in einer Meditation Sie selbst dies übernehmen. Wenn wir in unserem Beispiel des Fernsehers bleiben wollen, so ist das Radionik-Gerät der Fernseher, und auf diesem Fernseher stellen Sie ein von Ihnen gewähltes Programm ein. Alle sanften Methoden haben das Ziel, den Mischmasch an Informationen, von denen ich im Kapitel davor sprach, und der für uns unwichtig oder sogar zerstörerisch ist, zu entfernen und uns „immun" dagegen zu machen. Radionik und alle sanften Methoden haben das Ziel, die zerstörerischen Informationen, die wir selbst schaffen und erschaffen, wie Wut, Hass, Traurigkeit, Schuldgefühle, Angst, Hilflosigkeit, zu ignorieren und aufzulösen. Alle diese Methoden haben das Ziel, die von uns gesendeten Informationen klarer und reiner zu machen, indem das Selbstzerstörende in uns aufgelöst oder gelöscht wird. Durch reine und positive Informationen wird unser eigenes Schwingungsfeld erhöht. Eine höhere Schwingung ist immer eine „bessere" Schwingung. Ist die Schwingung erst erhöht, hat das positive Ereignisse im Außen zur Folge gemäß dem Gesetz der Resonanz. Alle Methoden können in kurzer Zeit erhebliche Veränderungen zum Positiven bewirken, aber es ist eindeutig die Langzeitwirkung, die von größter Bedeutung ist. Mag sein, ein Schmerz (Ich spreche nicht nur vom physischen, sondern auch vom psychischen Schmerz.) lässt schnell nach oder ist ganz verschwunden, was natürlich wunderbar ist, aber das Problem, welches den Schmerz einst verursachte, ist noch in keiner Weise berührt, geschweige denn aufgelöst. Deshalb ist die Langzeitwirkung von großer Bedeutung, denn wir wollen immer an die Ursache heran und diese beheben. Alle sanften Methoden arbeiten mit dem Energiefeld des Lebewesens oder der Sache. Ist das Energiefeld stark, so ist auch der Körper stark.

Radionik bietet uns zudem die Möglichkeit, Ziele, die wir in unserem Leben erreichen möchten, einzugeben. Radionik „arbeitet" verlässlich, ohne Stress, ohne gute und schlechte Tage so lange die gewünschte In-Form-ation in das Quantenfeld ein, bis das Ziel erreicht ist. Wir brauchen nicht mehr daran zu denken, jetzt das Ziel zu programmieren, wie wir es zum Beispiel im Mentaltraining gelernt haben. Das Programmieren übernimmt die Radionik. Radionik ist unser Assistent. Dabei ist es nicht wichtig, dass wir an demselben Ort sind wie das Radionik-Gerät, es ist sogar vollkommen egal. Die Entfernung zwischen uns und dem Radionik-Gerät spielt keine Rolle. In der Matrix, im Quantenmeer gibt es keine Entfernung und keine Trennung, alles ist mit allem wie mit unsichtbaren Fädchen verbunden. Somit ist es vollkommen egal, ob Sie sich gerade in Urlaub befinden und Ihr Radionik-Gerät zuhause steht. Sie und Radionik bleiben miteinander stets verbunden.
Lassen Sie mich an der Stelle den Faktor der Zeit erwähnen, das scheint mir wichtig für das Verständnis der Radionik. Man sollte nicht denken, man kaufe Radionik und hopplahopp ist alles binnen kürzester Zeit im Wunschbereich. So einfach geht das nicht, weil es nicht sein darf. Bei uns Menschen würde eine Sofortkorrektur in allen Bereichen, also Geist, Körper und Seele, einen Zusammenbruch bedeuten, denn unser Körper ist langsam schwingende und träge Energie! Deshalb können sich Veränderungen immer nur langsam und schrittweise vollziehen, weil wir eine schnelle Änderung in

allen Bereichen nicht überleben würden. Jeder Körperteil entwickelt sich in unterschiedlicher Geschwindigkeit. Alle sechs Wochen zum Beispiel bekommen wir eine neue Leber, alle achtzehn Monate haben wir einen neuen Knochen. Deshalb ist es wichtig, sanfte Methoden wie Radionik nicht kurzfristig, sondern langfristig oder auch lebenslang anzuwenden. Jede korrigierte Informationseinheit unseres Körpers besitzt eine höhere Schwingung als sie im Zustand der Schieflage noch hatte. Je mehr Körperteile in die höhere Schwingung durch Radionik kommen, umso mehr greift das Gesetz der Resonanz und zieht eine Kettenreaktion nach sich. Unsere Schwingung erhöht sich von Tag zu Tag und von Monat zu Monat. Am Anfang mag das ein nicht wahrnehmbarer Prozess sein, aber darüber brauchen wir uns nicht wundern. Wir haben so viel Müll in uns, dass wir die kleinen, aber stetigen Schritte der Erhöhung der Schwingung am Anfang gar nicht merken. Mit der Zeit lässt uns Radionik aber immer bewusster und immer klarer werden und dann fangen wir an, die Veränderungen bewusst wahrzunehmen. Radionik ist eine intelligente Energie und eine intelligente Informationseinheit, so wie es geistiges Heilen oder alle sanften Methoden sind. Diese Energie steht jedem Menschen zur Verfügung, der dafür offen ist.

Im Grunde genommen ist der Begriff „Radionik" zwar eingebürgert, aber ein veralteter Begriff. Es wäre viel besser, wir würden von Informationsübertragung per Gerät sprechen. Oder wir sagen am besten: Radionik ist die sanfte Medizin des neuen Jahrtausends. Medizin ist nicht im engen traditionellen Sinn der allopathischen Medizin zu verstehen, sondern Medizin als offenes Wort für alles, was fördernd, heilend, aufbauend und positiv ist. Wir sollten uns mehr und mehr von der starren Bedeutung des Wortes „Medizin" lösen, die in unserer westlichen Gesellschaft üblich ist. Wir sollten uns überhaupt von manchen starren Wortschöpfungen lösen, da sie nicht mehr den neuesten Erkenntnissen der neuen Wissenschaft entsprechen.
Das Quantenfeld ist das Feld der unendlichen Möglichkeiten, ist die

Matrix, der Geist Gottes, der alles zusammenhält. In ihm herrscht Ordnung und Sinn. Alles ist miteinander verwoben. Dem Hubble-Teleskop ist es gelungen, die Energiefäden unseres Sonnensystems sichtbar zu machen. Es ist ein fantastisches Bild und es ähnelt der Struktur unseres Gehirns. Wie im Kleinen, so im Großen, wie oben so unten! Alles ist miteinander vernetzt. So können wir Radionik beschreiben als eine Möglichkeit, aus der Matrix, aus dem Feld, die für uns passende Realität zu holen. Wir wissen, dass die Matrix eine bestimmte Sprache spricht, also sprechen wir in ihrer Sprache. Das scheint mir ein viel pragmatischerer Begriff zu sein als Radionik. Oder sprechen wir von Informations-Therapie: In-Form-Machen! Wir geben der Realität eine neue oder eine andere Form! In-Form-Machen! Wir führen dem Lebewesen Energie zu, und zwar gesund machende und positive Energie. Wie ich schon erwähnte, sind es die unsere Körper umgebenden Energiefelder, die die Qualität ihrer Funktionen ausmachen. Einige dieser Energiefelder sind natürliche Informationen, viele andere sind fehlerhafte und schädliche Informationen, die Geist und Körper negativ beeinflussen. Also stellen wir mittels Radionik die Ordnung des Geistes und des Körpers wieder her, schaffen eine natürliche Abwehr und leiten störende Einflüsse aus, so dass alles im Optimum funktioniert. Radionik harmonisiert uns, denn indem sie unseren Geist und unseren Körper harmonisiert, bringt sie beide dazu, sich selbst zu korrigieren und zu reparieren. Hieraus ergeben sich zahlreiche Einsatzmöglichkeiten der Radionik! Sie ist so vielfältig wie die Möglichkeiten in der Matrix. Erinnern wir uns daran, dass alles im Universum holographisch aufgebaut ist. Denken Sie an den Wassertropfen und den Ozean! Wenn wir also in uns Menschen einen kleinen Bereich ändern oder harmonisieren, so ändern sich alle andere Bereiche in uns und um uns herum mit.

Kulturen der nicht westlichen Welt gingen schon immer davon aus, dass alles miteinander verwoben und verbunden ist. Sie sehen den Menschen als einen Teil in einem komplexen System des gesamten Universums. In diesen Kulturen gibt es sehr viele Phänomene, die nicht erklärbar sind, aber dennoch funktionieren. Diese Phänomene lassen sich nicht mit dem Verstand erfassen und durch Menge, Zeit oder Raum bestimmen. Nur das Bewusstsein weiß, dass es so ist, unser Verstand versagt hier kläglich. Beispiele für diese Art der Energiemedizin oder Informationsmedizin sind Schamanismus, Medizinmänner, Homöopathie, Geistheilen, Fernheilen, Heilen durch das Gebet, Beten, Radionik, Familienstellen, und so weiter. Wenn ich also über Radionik rede, so rede ich auch über all die anderen Bereiche. Alle sind miteinander verwoben und haben das eine Ziel: Uns in Harmonie mit der kosmischen Matrix, dem Feld, dem Geist Gottes zu bringen. Radionik bringt uns und unsere Seele unserer eigentlichen Bestimmung als Mensch ein Stück näher, sofern wir dies zulassen, denn nichts geschieht ohne unsere Einwilligung. Das höchste Gut ist der freie Wille des Menschen!

Am Anfang des Kapitels sprach ich davon, dass Radionik mit dem reinen Bewusstsein verbunden ist und nicht mit dem Verstand. Reines Bewusstsein gestaltet die Dinge, die schief laufen, wieder neu und bringt die schiefen Dinge wieder in die kosmische Ordnung. Gesundheit bedeutet Ordnung, Krankheit bedeutet Unordnung (dazu im Anschluss gleich mehr). Das gesamte Universum schwingt und wir schwingen mit ihm. Wir sind ein Teil vom Universum und das Universum ist ein Teil von uns, wir sind holographisch so wie das Universum holographisch ist. Auch unsere Organe, Zellen, alles, was uns ausmacht, ebenso unsere Gedanken und Gefühle, alles, wirklich alles, ist Schwingung. Wenn die Schwingungen aus dem Gleichgewicht geraten, wird man krank oder man hat eine Störung auf der psychischen oder physischen Ebene. Harmonische Schwingungen lassen den Menschen heilen und bringen ihn wieder ins Gleichgewicht. Alle sanften Methoden arbeiten mit Informationsübertragung und Schwingungen, so zum Beispiel die Akupunktur oder die Homöopathie. Bei den traditionellen Medikamenten kann es so sein, dass sie Nebenwirkungen hervorrufen. Dies kann damit zusammenhängen, dass die Schwingung des Medikaments nur teilweise zu der Heilungsschwingung passt. Dies verursacht Nebenwirkungen. Nebenwirkungen treten umso seltener auf, je mehr das Heilverfahren nur mit Schwingungen arbeitet, wie es bei den sanften Methoden der Fall ist. Das Wort Heilung sollten wir in seiner Bedeutung viel weiter fassen als wir es normalerweise verstehen. „Heil sein“ bedeutet in Harmonie mit dem Kosmos und der Matrix zu leben. Dazu gehört nicht nur der Körper, sondern auch „heile“ Gedanken und Gefühle. Fälschlicherweise schreiben wir immer dem Heilverfahren den Erfolg oder Misserfolg zu. Was uns heilt, ist nicht das Verfahren an sich, sondern das reine Bewusstsein. Das reine Bewusstsein verursacht die Heilung. Die Technik der Radionik oder der Akupunktur ist im Grunde genommen leblos. Ohne unser Bewusstsein passiert gar nichts. Deshalb behaupte ich, ist es im Prinzip egal, welche sanfte Methode Sie auswählen. Alle werden Sie zur Heilung führen, solange das Bewusstsein dahinter steht! Ihr Glaube versetzt die Berge, Ihre Überzeugung lässt Sie heil werden. Deshalb kann man mit Radionik im Prinzip nie etwas falsch machen, denn das Bewusstsein heilt. Wir schieben mit Radionik den Prozess an, den Rest erledigt das Bewusstsein für uns! Das Bewusstsein schafft die Ordnung. Oder anders gesagt: Radionik stößt den Prozess der Heilung an, Radionik aktiviert den Prozess, den Rest übernimmt das Bewusstsein. Bis man im Außen etwas sieht, kann es dauern, auch wenn das Bewusstsein die Ordnung schon lange hergestellt hat. Materie ist langsam schwingende Energie und braucht den Zeitfaktor, bis sich die Harmonie im Körper manifestiert hat. Wenn wir also meinen, es tue sich nichts, dann nur deshalb, weil wir wieder mit dem Verstand an die Sache rangehen und ein sichtbares Ergebnis sehen möchten. So geht das aber nicht mit der Matrix und dem Bewusstsein, sie liegen außerhalb unserer menschlichen Sinne!

Was immer auch geschieht, es geschieht immer zum Wohle des Ganzen und immer zum Besten! Schaden anrichten kann man damit nicht, denn die kosmische Schwingung ist eine intelligente Schwingung. Reines Bewusstsein ist immer in der Ordnung und heil. Deswegen ist jede Methode, die mit dem reinen Bewusstsein arbeitet, gleichwertig und wertvoll. Diese Methoden sind mehr als „nur“ eine

Methode, den Körper oder die Psyche zu heilen. Radionik wie auch die anderen Methoden wirken viel weiter über den Körper hinaus und schließen jeden Bereich des menschlichen Lebens ein, natürlich auch den der zwischenmenschlichen Beziehungen. Radionik bringt unser gesamtes Leben in allen Bereichen in Harmonie. Radionik packt uns nicht in rosarote Watte, aber Radionik macht die Ecken und Kanten unseres Lebens runder. Radionik verhilft uns zu einer neuen Wahrnehmung der Sichtweise des Lebens und all seiner Zusammenhänge. Je länger wir Radionik anwenden, umso schneller werden die Ecken runder und weicher, weil wir unsere Schwingung erhöht haben. Je höher wir schwingen, umso näher sind wir der Matrix und der Quelle, aus der wir kommen und wohin wir wieder zurückgehen nach diesem Leben. Radionik kann alle Lebensbereiche wieder in Harmonie bringen, die Grenzen werden nur durch den beschränkten Verstand von uns Menschen erreicht. Je länger man Radionik anwendet, umso mehr öffnet sich unser beschränkter Verstand. Radionik ist keine feinstoffliche Methode (wie Methoden, bei denen man Medikamente oder Heilpflanzen oder sonstige Stoffe verabreicht), deshalb braucht Radionik keine lange Ausbildung oder Studium. Radionik arbeitet mit dem Bewusstsein und mit Information und das bedeutet, Radionik arbeitet mit der Ordnung der Matrix. Ich möchte hier keinem Radionik-System oder Radionik-Anwender zu nahe treten, indem ich sage, es bedarf keiner großen Ausbildung und keines strengen Lernens. Radionik-Geräte sind leichter oder komplizierter in der Anwendung. Es gibt eine Vielfalt von Radionik-Geräten, die meist an einen Computer gekoppelt sind und mit etlichen Zusatzgeräten arbeiten. Je nach dem Schwerpunkt des Radionik-Gerätes kann dies sehr wohl eine lange Zeit der Ausbildung bedürfen, bis man die Geräte beherrscht. Dies ist dann vom Hersteller so gewollt und das darf auch so sein. Dies muss aber nicht so sein. Die ursprüngliche Bedeutung der Radionik als Schwingungsübertragung und Herstellung der kosmischen Ordnung wird davon nicht berührt. Diese hochtechnischen und leistungsstarken Geräte haben ihren Sinn. Mir war und ist es jedoch ein großes Anliegen, die Radionik nicht nur bei den Fachkundigen und Spezialisten zu belassen, sondern sie einem weiten Publikum zugängig zu machen. Deshalb bin ich Mitentwicklerin eines Radionik-Systems, CreaDionik, welches für „ganz normale Menschen“ geschaffen wurde. Die Wirkweise ist dieselbe, CreaDionik ist nicht besser oder schlechter als andere Radionik-Systeme auf dem Markt. CreaDionik ist aber in der Anwendung und Praktizierbarkeit absolut einfach und klar. Nicht zuletzt war das der Grund, weshalb wir als Medium das mobile Telefon wählten: um unsere Radionik kostengünstig, mobil und einfach in der Handhabung zu halten.

Radionik kann alles in unserem Leben in Ordnung bringen. Ich sage „kann“, nicht muss! Das ist ein großer Unterschied. Aha, werden die Kritiker sagen, jetzt kommt’s, jetzt kommt die Aufklärung, dass Radionik doch Humbug ist. Da muss ich Sie enttäuschen. Radionik bringt durch das reine Bewusstsein die Dinge definitiv in Ordnung, nicht wir tun das. Wir Menschen sind beeinflusst von persönlichen Bedürfnissen, Sehnsüchten, Wünschen, Vorurteilen, Ängsten, Hoffnungen, Zielen, Enttäuschungen und Fehlschlägen. Uns Menschen schwirrt doch ständig irgendetwas im Kopf herum, was uns begrenzt und uns vom reinen Bewusstsein entfernt. Wir Menschen arbeiten mit dem Verstand und wir Menschen haben im Grunde keine Ahnung, was gut für uns ist! Das behaupte ich. Wir Menschen haben jeden Tag in uns und um uns das Meer von Ursache und Wirkung. Gedanken, die wir in langer Vorzeit hatten, haben sich jetzt manifestiert und bringen uns aus dem Gleichgewicht. Gedanken, von denen wir vor Jahren nicht wussten, wie mächtig sie sind, weil wir keine Ahnung von den Gesetzen des Universums hatten. Wir Menschen befinden uns tagtäglich im Netzwerk unserer geschaffenen Welt. Das meiste davon haben wir unbewusst geschaffen, aber wir haben es geschaffen. Nun ist es da und macht uns das Leben schwer. Dies alles gehört in unseren Verstand und hat nichts mit dem reinen Bewusstsein zu tun, aber es limitiert uns.

Die Quantenphysik arbeitet mit multiplen Universen, geht also davon aus, dass es viele Parallel-Universen gibt und nicht nur ein einziges.

Somit hat jeder von uns unzählige Leben. Zeit gibt es nicht bzw. Zeit vergeht nicht nach den Erkenntnissen der Quantenphysik. Zeit ist nur ein Hilfsmittel für unsere Dimension, für unsere Struktur auf der Erde. Zeit existiert nur in unserem Verstand, Zeit ist eine rein menschliche Erfindung. Außerhalb unseres Verstandes gibt es keine Zeit. Reines Bewusstsein ist in der Zeitlosigkeit. Gehen wir also davon aus, dass wir Menschen nicht nur jetzt in diesem Leben hier auf der Erde existieren, sondern auch gerade jetzt in anderen Leben sind. Wir Menschen existieren in vielen verschiedenen Parallel-Welten. Wir können uns das nicht vorstellen, da uns unser Verstand dies nicht glauben lassen kann, sonst würde unser Ego die Kontrolle über uns verlieren. Das, was unsere vielen Leben miteinander verbindet, ist das Feld, die Matrix oder das reine Bewusstsein. Haben wir in einem dieser Leben eine Allergie, so können wir über die Matrix uns ein anderes Leben „holen", in dem wir gesund sind. Unsere Leben existieren so parallel, wie der Fernseher von unserem Beispiel viele Programme enthält, die wir wählen können. Welchen Kanal wir letztendlich anwählen, liegt allein in unserer Entscheidung. Während wir den einen Kanal schauen, meinen wir, die anderen Kanäle seien nicht vorhanden. Sie sind aber da, wir beachten sie nur gerade nicht. Wir könnten aber sofort entscheiden, den Kanal zu wechseln und vom Sportkanal auf den Kulturkanal umzuschalten. So existieren alle unsere Leben in der Zeitlosigkeit nebeneinander. Wir Menschen mit unserem Verstand und unserem Denken sind es, die die „Wunder" einschränken. Radionik enthält alle Möglichkeiten, die das Universum zu bieten hat. Beschränkt wird alles von dem, was wir glauben können, also von unseren Überzeugungen. Radionik wirkt immer, aber was wir nicht glauben oder uns vorstellen können, wird nicht in unsere Realität kommen. Wir Menschen setzen die Grenzen! Wir können Wünsche hegen und Ziele setzen, jedoch kommen alle Wünsche aus unserem begrenzten Ego und unserem Verstand. Ob der kosmische Plan, den wir als Seele gewählt haben, zu unserem Ego passt, können wir nicht wissen. Zudem wissen wir nicht mehr, was alles die Ursachen in uns waren, die uns zu diesem jetzigen Desaster oder zu dieser Disharmonie gebracht haben. Deshalb werden Sie in guten Radionik-Systemen, ganz sicher in unserer CreaDionik, den Satz finden: „All dies zum Wohle des Ganzen.“ Oder „All dies zum Besten.“ Unser Ego kann nicht wissen, was gut für uns ist, dies kann nur unsere Seele wissen oder unser reines Bewusstsein. Somit kann es passieren, dass manche Wünsche oder Ziele, die wir mithilfe der Radionik programmieren, sich nicht erfüllen oder sich erst später einstellen. Was nicht unserem kosmischen Plan entspricht, wird sich nicht erfüllen. Radionik bringt uns immer eine Weiterentwicklung, manchmal sieht diese jedoch anders aus als wir mit unserem Ego geplant haben. Das betrifft ganz besonders den Faktor „Zeit“, an den wir Menschen uns so gerne klammern, den es aber im Universum nicht gibt. Leben ist so viel mehr als unsere Gedanken und unser Ego! So können wir getrost unsere irdischen Wünsche alle in Radionik packen, doch mag sich im Außen manches anders zeigen als wir erwarten. Dann liegt es an uns, auch diese anderen In-Form-ationen als Ausdruck des Bewusstseins anzunehmen. Keineswegs bedeutet dies dann, dass Radionik nicht funktioniert. Das Universum hat uns nur das geschickt, was wir in unserem Seelenplan für uns vorgesehen haben. Unserem Ego wird das keineswegs gefallen, aber um unser Ego geht es nicht!

Gesundsein – Kranksein

Ich werde das Thema des Gesundseins und des Krankseins nur in diesem Kapitel ansprechen. Zum einen werde ich nicht, kann ich nicht und darf ich nicht die Aussage machen, dass Radionik heilt in dem Sinn, wie es die Medizin definiert, zum anderen haben wir schon gelernt, dass unser Verstand und unsere Gedanken Gutes oder Negatives in unserem Körper bewirken. Die Mentalebene ist die wichtige Ebene der Gedanken, die Astral- oder Emotionalebene ist die Schwingungsebene der Gefühle und Emotionen. Der physische Körper mit seinem Lichtdoppel ist immer nur das Ergebnis der Gedanken und der Gefühle, er ist sozusagen unser Opfer. Deshalb müssen wir mit Veränderungen immer auf der Mentalebene beginnen und nicht nur im Körper, denn der Körper ist nur die Wirkung unserer Gedanken. Die Ursache sind immer die Gedanken! Das mag für Neulinge am Anfang schwer zu verstehen sein, deshalb mache ich den Exkurs in das Thema Gesundsein und Kranksein.

Was bedeutet „krank sein“? Man mag denken, Krankheit sei die Abwesenheit von Gesundheit. Das ist als Antwort zu wenig und nicht richtig. Krankheiten, Leiden oder wie auch immer wir diesen Zustand bezeichnen mögen, sind immer nur Zustände, in denen die normale Funktion des Körpers aussetzt, um etwas anderes zu tun. Fast alles, was wir als Krankheit bezeichnen, ist im Prinzip nur ein natürlicher Entgiftungsprozess des Körpers. Uns allerdings hat man in der westlichen Welt gelehrt, dass man die so genanten Krankheiten mit allen Mitteln stoppen und eliminieren muss. Doch Krankheiten zu unterdrücken hat mit Gesundheit und Heilung nichts zu tun! Es geht einfach nur darum, Riesenmengen an Geld zu machen, und zwar Geld auf Kosten unserer Gesundheit! Fragen wir uns: Wann bringt der Mensch am meisten Geld? Nicht, wenn er gesund ist, und nicht, wenn er tot ist. Die Medizin, die wir alle in der westlichen Welt kennen, die man als Schulmedizin bezeichnet, nennt sich auch „allopathische Medizin“. Die allopathische Medizin befasst sich ausschließlich mit Methoden, welche die Auswirkungen eines Problems, das man Krankheit nennt, also die Symptome, unterdrückt. Ursprünglich sind diese Techniken von Heilern angewendet worden, um die Symptome an den Stellen des Körpers zu besänftigen, wo sie den Körper in einer akuten Gefahr überfordern, niemals aber sind sie dafür entwickelt worden, zu unterdrücken. Der Körper sollte durch die Besänftigung Zeit gewinnen, um sich selbst entsprechend zu heilen und zu kräftigen. Diese Techniken wurden dann später zweckentfremdet, um es vorsichtig auszudrücken, und wurden als so genannte Heiltechniken verkauft, welche sie aber nie waren und auch heute nicht sind. Allopathische Medizin ist im Grunde genommen erste Hilfe, nicht mehr und nicht weniger! Wo diese angebracht ist, ist sie wunderbar. Wo sie nicht angebracht ist, hat sie schlimme Folgen, sowohl für den einzelnen Menschen als auch für die gesamte Gesellschaft. Wieso haben wir so viele chronisch kranke Menschen? Wieso nehmen die chronischen Krankheiten drastisch zu? Hat sich das mal einer gefragt? Und das trotz der großen Sprünge, die die Medizin und die Technik scheinbar in den letzten Jahrzehnten gemacht haben? Ich greife die Medizin der westlichen Welt nicht an, ich stelle nur ein paar Fragen in den Raum. Wieso kann das sein? Ich will damit keineswegs sagen, Sie sollen nicht mehr zum Arzt gehen. Ich möchte nur, dass Sie das Nachdenken anfangen. Wir brauchen uns nirgends zu beschweren, denn unser gesamtes Gesundheitssystem oder sagen wir treffender unser gesamtes Krankheitssystem ist nur der Spiegel unseres Denkens. Warum? Wir haben unsere göttliche Macht abgegeben. Wir gehen zum Arzt und erwarten, dass er unser Leben in Ordnung bringt. Wir erwarten vom Arzt die Lösung all unserer Probleme. Doch Krankheiten im Körper sind nur die Wirkung, nicht die Ursache. Also müssen wir an die Ursache heran und diese ändern, damit wir eine andere Wirkung im Außen erzielen.

Wir Menschen sind mächtige göttliche Geistwesen, die in einem menschlichen Körper wohnen. Als mächtige göttliche Geistwesen sind wir Kraft unserer Göttlichkeit oder unserer Verbindung zu der

Matrix, zu dem Feld, in der Lage, unser Leben zu gestalten. Wir sind der Schöpfer unseres gesamten Lebens! Wir haben gelernt, dass wir nicht am Rande des Universum stehen als unbeteiligte Zuschauer, wie es die alten Wissenschaften behauptet haben, sondern dass wir mächtige Schöpfer und Mitwirkende im Universum sind! Wir sind keinesfalls Opfer, sondern wir sind immer Täter! Unsere Probleme, Sorgen, Konflikte, Krankheiten, Leiden, ja sogar der Tod sind von uns selbst geschaffen! Wenn wir diese Macht als göttliche Geistwesen, die wir sind, erkennen und annehmen, werden wir unser volles Potential hier auf Erden leben, was aber dann auch heißt: Wir übernehmen voll und ganz die Verantwortung für uns selbst und unser Handeln. Wir selbst sind für alle Konsequenzen unseres Tuns verantwortlich. Das heißt aber auch: Es kann niemand uns heilen außer wir uns selbst! Unser Körper ist das Produkt unserer Gedanken. Unser Körper manifestiert Krankheit, um uns wissen zu lassen, dass wir nicht liebevoll und dankbar sind oder eine unausgewogene Sichtweise der Dinge haben. Die Zeichen und Symptome des Körpers sind an sich nichts Schreckliches, sondern geben uns Rückmeldung, dass wir vom rechten Weg abgekommen sind. Es gibt tausend verschiedene Diagnosen und Krankheiten. Sie alle sind Resultate einer Ursache, nämlich von Stress. Aller Stress aber beginnt mit negativen Gedanken, erst einem negativen Gedanken, dann immer mehr negativen Gedanken, bis sich Stress manifestiert. Somit ist Stress die Auswirkung, die Ursache aber war das negative Denken. Durch Stress kommt das Leiden oder die Krankheit in unseren Körper. In einem mental und emotional gesunden Körper kann Krankheit nicht sein!!!

Gesundheit ist die Fähigkeit, mit dem Leben in all seinen Facetten und Wandlungen fertig zu werden. Gesundsein ist ein Zustand, welchen nur jeder selbst für sich allein erreichen kann. Kein anderer kann dies für jemanden tun. Gesundheit beruht auf dem Verstehen, wie das Leben, inklusive unseres Körpers und unseres Geistes, auch unserer Seele, funktioniert und beruht darauf, im Einklang mit diesem Wissen zu handeln. Gesundheit beruht auf dem Verstehen, dass glückliche Gedanken den Körper gesund erhalten oder zu einem gesunden Körper führen. Als mächtige göttliche Geistwesen müssen wir uns bewusst werden, dass wir allein für den Zustand unseres Körpers verantwortlich sind. Wir Menschen glauben, dass wir unfähig seien, unseren eigenen Körper zu heilen. Das ist aber falsches Denken! Wenn wir Dinge verändern wollen, ist der erste Schritt anzuerkennen, dass wir allein dafür verantwortlich sind. Wir stehen da, wo wir stehen aufgrund unseres Denkens. Wir können niemanden dafür beschuldigen, dass es uns so schlecht geht. Wir sind der Schöpfer unserer Welt. Wir sind auch der Verursacher aller negativen Zustände und Krankheiten in unserem Leben! Diese Aussage wird den wenigsten Menschen gefallen! Diese Aussage bedeutet, dass wir voll und ganz für alles in unserem Leben, auch für die Krankheiten, verantwortlich sind! Fragen wir uns: Wie denke ich denn? Denke ich meist an das Gute, Schöne, Positive, an Frieden und Liebe (nicht die sexuelle Liebe)? Oder denke ich mehrheitlich negativ, destruktiv, pessimistisch? Bin ich ein Schwarzmaler? Ist bei mir das Glas immer halb leer statt halb voll? So wie wir glauben, dass die Welt da draußen ist, so wird sie tatsächlich in unseren Augen und Vorstellungen sein. Entsprechend dieser unserer Gedanken und Vorstellungen holen wir uns die dazu passende Realität in unser Leben. Denken wir im Mangel, so werden wir den Mangel anziehen. Denken und reden wir den ganzen Tag über Krankheiten, so werden auch diese kommen! Das ist das Gesetz von Ursache und Wirkung. Da wir selbst für unser Leben verantwortlich sind und sonst niemand da draußen, können auch nur wir unser Leben verändern und sonst niemand. Alles, was jemand anderes für uns tun kann, ist, uns zu sagen, wie wir unsere göttliche Macht anwenden und erwecken können, die wir nicht nutzen oder um die wir vielleicht bis heute gar nicht wussten. Dies bedeutet, voll und ganz die Verantwortung für das eigene Leben zu übernehmen. Wir müssen aufhören mit den Beschuldigungen, aufhören zu jammern und zu klagen. Wenn wir jemanden beschuldigen, so hat das keine Wirkung auf den Beschuldigten. Es hat aber eine sehr große Wirkung auf uns. Die Energie und negativen Gedanken, die wir in Wut, Rache und Beschimpfungen investieren, kommen ganz sicher zurück, und zwar auf uns selbst. In unserem Universum geht nichts verloren! Jeder Gedanke und jede Tat bleibt unsterblich! Wir müssen aufhören, ständig über unsere Krankheiten zu reden und sie mit Nachbarn oder Freunden noch durchzukauen. In dem Moment, in dem wir über die Krankheiten reden, geben wir noch mehr Energie in die Krankheiten hinein! Auch wenn wir selbst gesund sind und Menschen zuhören, wenn sie über ihre Krankheiten reden, dann laden wir die Krankheit ein, zu uns zu kommen! Wir geben der Krankheit Aufmerksamkeit und Energie. Wir senden eindeutige, aber falsche Botschaften in das Quantenfeld. Es kann keine Heilung eintreten, wenn wir ständig unsere Energie durch Denken und Reden in die Krankheit geben! Wir müssen nicht kämpfen, um eine Krankheit loszuwerden. Denn Kampf ist wieder Energie, aber falsche Energie. Alles, wogegen man kämpft, wird noch mächtiger! Lassen wir einfach unsere negativen, zerstörerischen Gedanken los. Dann ist unser Körper in der Lage, sich selbst zu heilen und stets im Gleichgewicht zu halten. Glückliche Gedanken führen zu einem gesunden Körper! Fangen wir an, freudige Gedanken zu hegen, fangen wir an, glücklich zu sein. Glücklich sein ist ein Gefühlszustand. Dabei kann uns Radionik helfen, indem wir uns mit positiven Affirmationen und positiven Gefühlszuständen informieren lassen.

Nichts im Universum geht verloren. Jeder unserer Gedanken, jede unserer Emotionen kommt wieder auf uns selbst zurück. Wenn wir also Wut, Frust, Groll, Neid, Eifersucht, Schuldgefühle, Traurigkeit in uns tragen, so wird dies sehr ernste Folgen für unsere Organe und unseren Körper haben. Diese negativen, weil niedrigen Schwingungen werden dauerhaft den Körper schädigen. Wut und Frust beeinflussen Leber und Galle, verursachen Gallensteine und Bluthochdruck. Angst und Sorgen führen zu Depressionen, chronischen Bauchschmerzen, Magersucht, Magengeschwüren und Magenkrebs. Traurigkeit beeinflusst die Lungen, das Lymphsystem, den Dickdarm. Einsamkeit und das Gefühl, ungeliebt zu sein, schlägt sich auf die Nieren und kann diese schwer schädigen. Schuldgefühle verursachen alle möglichen Probleme im Körper, weil Schuld sich sofort an alle zerstörerischen Emotionen andockt. Wir wissen inzwischen: Es gibt keine Schuld! Schuld ist ein Manipulationswerkzeug, das von Menschen erfunden wurde. Hier wird mit der Angst gearbeitet, dass wir einen Vermittler zwischen uns und der göttlichen Matrix bräuchten.

Nun ist es so, dass alle Teile unseres Körpers ständig ersetzt werden, die einen innerhalb weniger Tage, die anderen innerhalb einiger Monate und wieder andere erst nach Jahren. Aber innerhalb von wenigen Jahren haben wir alle einen nagelneuen Körper! Wenn also binnen weniger Jahre, wie die Wissenschaft bewiesen hat, alle Teile unseres Körpers ersetzt werden, wie bitte kann es dann sein, dass sich Krankheit, Leiden oder Degeneration lange Jahre oder auf Lebenszeit in unserem Körper halten? Sie können dort nur durch unser Denken gehalten werden, durch das Beobachten der Krankheit, durch die Aufmerksamkeit, die wir der Krankheit geben, womit wir die Krankheit sogar noch verschlimmern. Es kann keine Heilung eintreten, wenn wir ständig Energie durch unser Denken und Reden in die Krankheit geben. Die größte Zahl der Gesundheitsprobleme ist relativ leicht durch Wissen, Übung, Beharrlichkeit, Geduld und Zeit zu korrigieren! So etwas wie Schicksal, Verhängnis, Vorbestimmung gibt es nicht. Hier will man uns einreden, dass wir machtlos sind und dass wir einen Vermittler und Fürsprecher bräuchten, der uns auf den richtigen Weg bringt. Das stimmt aber so ganz und gar nicht. Wir können alles, was wir wollen. Wir müssen es nur wollen. Jeder Mensch auf der Erde ist hier zur Selbsterkenntnis und zur Selbstuntersuchung. Und es liegt an keinem anderen zu bestimmen, wie die Reise dieses Menschen auszusehen hat. Wir bleiben immer frei in unseren Entscheidungen. Wir allein sind der Schöpfer unserer gesamten Welt! Das aber wiederum bedeutet: Niemand kann uns heilen außer wir uns selbst. Was bisher in unserem Leben passierte, war unsere Entscheidung, nur war uns dies vielleicht nicht bewusst. Was ab jetzt in unserem Leben passieren wird, ist auch unsere Entscheidung, aber jetzt ist uns dies bewusst.

Heute schaffen wir unser Morgen. Der Matrix oder dem Feld ist es egal, was wir denken und meinen. Das Universum wird uns immer das bringen, was wir wählen. Das hat es schon immer so getan und wird es auch weiter tun. Ursache sind unsere Gedanken, die Wirkung ist unser Leben. Radionik wie alle anderen sanften Wege bewirkt sehr viel im Geist und Körper eines Menschen. Sie kann die eigenen Körperkräfte sowie die körpereigene Abwehr aktivieren, was jedoch langsam vor sich geht (siehe Faktor Zeit).

Lassen Sie uns einen kleinen Exkurs zu den so genannten ansteckenden Krankheiten machen, wie zum Beispiel die Grippe oder die Influenza. Wenn wir die Grippe bekommen, so sagen wir: „Ich habe mir eine Grippe geholt.“ Die Betonung liegt auf dem Wort „geholt“. Oder. „Ich habe mir eine Erkältung eingefangen oder zugezogen.“ Wieder liegt die Betonung auf dem Wort „eingefangen“ oder „zugezogen“. Doch die überwältigende Mehrheit jener Menschen, die mit dem Grippe-Kranken in Kontakt waren, wird nicht krank. Somit können die Krankheitserreger gar nicht die Ursache dieses Problems sein. Übrigens wird – je nach Ländern etwas verschieden – schon von einer Epidemie gesprochen, wenn nicht einmal 0,4% oder 0,5% der Menschen in einem Gebiet dieselbe Krankheit haben. Und was ist mit dem großen Rest der 99 und mehr Prozent, die nicht krank sind? Was haben jene Menschen gemeinsam, die sich eine Grippe oder eine Infektion „holen“? Sie sind ähnlich inform-iert! Es handelt sich immer um Information, nicht mehr und nicht weniger! Nicht anders verhält es sich mit einer Wunde am Körper. Der Körper ist eigentlich in der Lage, sich mehr oder weniger sofort zu heilen. Was ihn daran hindert, sind Schmerz, Schock, Ärger, Wut, Schuldgefühle. Auch hierbei handelt es sich wieder um In-form-ationen, die sich über die Wunde legen und so eine direkte Heilung durch den Körper verzögern oder verhindern. Es sind Fehlinformationen. Entfernt man diese falschen Informationen, heilt sich der Körper selbst.
Genau um das Entfernen jener Fehlinformationen geht es bei Radionik. Es geht um das Löschen von Informationen, welche das Lei-

den des Menschen verursachen, und das betrifft sowohl den physischen als auch und besonders den psychischen Bereich, das falsche Denken des Menschen. Es sind immer die In-form-ations-Strukturen, die bewirken, dass sich Krankheiten im Körper manifestieren. Grippeviren oder sonstige Bakterien sind die Wirkung, nicht die Ursache! Denn die „Krankheit" befindet sich dann schon im Körper und hat das Immunsystem schon angegriffen oder außer Gefecht gesetzt. Erst dadurch gelingt es den Grippeviren oder Bakterien, einzudringen und sich einzunisten. Löscht man diese Fehlinformationen, so wird das Immunsystem nicht mehr geschwächt und die Krankheitserreger bleiben draußen. Genauso kann man Fehlinformationen durch Radionik von jemandem entfernen, der schon krank ist. Die natürliche Balance kehrt danach schneller zurück und der Körper kann sich selbst heilen. (Ich sage nicht, dass die Radionik heilt, ich werde mich hüten!) Sich selbst manifestierende In-Formation ist die Ursache von Krankheit. Entfernt man diese Fehlinformation, regeneriert sich der Körper! Ohne Ausnahme. Es ist immer die In-Form-ation!

Über die Angst und das Konzept des Mangels, das durch die Angst entsteht, habe ich schon gesprochen. Angst gehört nicht in die natürliche Ordnung des Universums. Man muss uns erst einmal beibringen, im Mangel zu denken. Haben wir Mangeldenken schließlich erlernt, dann setzt die Angst ein. Auch hierbei handelt es sich um eine Fehlinformation, die uns künstlich beigebracht wurde. Angst ist ein Wahrnehmungsfehler, den man genauso mit Radionik löschen kann.

Falsche Vorstellung vom Begriff „Karma“

Was hat das Thema Karma in einem Buch über Radionik zu suchen? Nichts, werden Sie meinen. Ich sage, doch, sehr viel. Wir müssen aufräumen mit dem falschen Denken über den Begriff Karma, wenn wir in unsere Selbstbestimmung und Selbstverantwortung zurückfinden wollen. Der Glaube ist das mächtigste Werkzeug in der Matrix, die Überzeugungen, die wir haben, prägen unser Leben! Überzeugungen lassen uns scheitern oder öffnen uns die Tore zu einem anderen und glücklichen Leben.

Karma ist das universelle Gesetz von Ursache und Wirkung. Man nennt Karma auch das Gesetz des Ausgleichs. Karma kommt aus dem Sanskrit und bedeutet „Rad“, aber auch Tat, Handlung, Aktion. Jede Ursache hat eine Wirkung. Jede Wirkung hat eine Ursache. Jede Aktion führt zu einer Reaktion. Oder anders gesagt: Wir ernten das, was wir gesät haben. Dieses Gesetz beruht darauf, dass wir Menschen richtiges Verhalten nach den Gesetzen des Universums offenbar nur dadurch erlernen können, dass wir genau das, was wir anderen angetan haben, zu einem späteren Zeitpunkt selbst zu spüren bekommen. Dies ist keineswegs eine Bestrafung. Es dient ausschließlich der seelischen Reifung durch Erkennen und Begreifen in der Erfahrung. Dieses Gesetz sorgt dafür, dass jeder so lange mit denselben Themen, Problemen oder Herausforderungen konfrontiert wird, bis er diese erkannt und gelöst hat. Karma ist Gerechtigkeit. Karma bestimmt nichts und niemanden vorher. Wir sind immer die Verursacher, Karma ist lediglich die Folge unseres Verursachens. Hierdurch wird jeder Gedanke, jedes Gefühl und jede Tat unsterblich und kommt wie ein Bumerang auf uns zurück. Viele Menschen meinen, sie könnten nichts tun, um ihr Karma zu ändern. Sie meinen, Karma sei etwas von oben Vorgegebenes, etwas Vorbestimmtes, dem sie nicht ausweichen können. Sie nennen es auch Schicksal! Also warum sollten diese Menschen versuchen, ihre Situation zu ändern, wenn eh alles in ihren Augen vorbestimmt ist?

Diese Menschen sind auch nicht offen für Radionik und andere sanfte Methoden. „Es nutzt ja eh nix“, mögen ihre Worte sein. Aber so etwas wie Schicksal und Vorherbestimmung gibt es nicht. Karma ist nichts Passives, sondern etwas sehr Aktives! Wir treffen die Entscheidungen, die uns von einem Augenblick zum anderen glücklich oder unglücklich machen. Wir sind der Schöpfer unseres Lebens. Oft wird Karma mit einem Bankkonto verglichen. Diese Karmabank ist eine unparteiische, unbestechliche, neutrale und unfehlbare Institution im Universum. Jeder Mensch oder besser gesagt jede Seele hat ihr Bankkonto im Universum. Jedes Mal, wenn wir etwas Gutes oder Positives tun, zahlen wir gutes Karma auf das Konto ein, unser Kontostand weist Haben aus. Jede unserer negativen Taten belastet das Konto und der Kontostand wird ins Minus, also ins Soll rutschen. Unser Ziel als Mensch sollte immer sein, ein ausgeglichenes Konto zu haben, dann meistern wir auch unser Leben und die Aufgaben, die wir uns gestellt haben.

Der Begriff Karma ist sehr in Mode gekommen in den letzten Jahren. Karma wird heutzutage für alles Mögliche verantwortlich gemacht. Jedoch wissen die meisten Menschen mit dem Wort Karma nichts Richtiges anzufangen oder sie missverstehen es gründlich. Haben Sie schon mal gemerkt, dass wir Menschen die guten Dinge oder wenn es super läuft, niemals dem Karma zuschreiben? Nur, wenn alles schief läuft, dann ist natürlich das arme Karma daran schuld. Wir Menschen suchen die Ursache für unser Scheitern immer gerne bei anderen oder im Außen, jedoch nie oder wenig bei uns selbst. Karma ist an sich ein neutrales Wort. Wir Menschen allerdings sind durch falsche Kenntnis der eigentlichen Bedeutung der Wortes Karma dazu geneigt, Karma als etwas Schlechtes, Schreckliches hinzustellen, als Strafe, Bestrafung oder sonst was. Das stimmt aber nicht. Wir selbst sind unser Karma!! Niemand bestraft uns außer wir uns selbst. Niemand lässt uns leiden außer wir uns selbst. Unser Karma ist in uns. Wir sind unser Karma. Das heißt also mit ganz klaren Worten: Wir alle können unserem Mist, den wir verursacht haben, nicht entgehen. Alles holt uns wieder ein! Wir ernten das, was wir gesät haben. Karma ist jene Energie oder Macht, die wir selbst in Bewegung gesetzt haben und die uns mit Menschen, Taten, Orten und Erlebnissen konfrontiert. Unser Karma führt uns wie ein Magnet zu Menschen und Erlebnissen, von welchen wir lernen sollen oder diese Menschen etwas von uns lernen sollen. Wenn ein bestimmtes Karma bei uns ansteht, verändert sich plötzlich etwas in unserem Leben oder in unserem Umfeld. Wir fahren mit dem Auto und plötzlich haben wir einen Unfall, wie aus heiterem Himmel. Oder wir gehen zur Arbeit wie jeden Tag und auf einmal erhalten wir die Kündigung oder die Beförderung. Hinter jedem plötzlichen Ereignis steht unser Karma. Es ist immer in jeder Sekunde unseres Lebens präsent. Auch unsere Gefühlsschwankungen, die wir im Laufe eines Tages oder einer Woche durchleben, haben immer etwas mit unserem Karma zu tun. Starkes persönliches Karma kann zu Krankheit führen, wenn wir das Karma nicht ausgleichen, bevor es zum Tragen kommt. Wir haben alle schon Tage erlebt, an denen wir dachten: Das wird bestimmt ein toller Tag. Und dann setzten Einbrüche oder Veränderungen ein, und am Ende des Tages sah das Leben auf einmal komplett anders aus. Jeden Morgen begrüßt uns das Karma. Und jeden Tag haben wir einen Bonus durch unser gutes Karma, aber auch das negative Karma zeigt sich und will gelöst werden.

In der Vergangenheit mussten die Menschen ihr Karma zu 100% auflösen. Wir sind seit ein paar Jahren im sogenannten Wassermannzeitalter. Es hat eine Schwingungserhöhung stattgefunden auf der Erde. In diesem Wassermannzeitalter bekommen wir einen Schuldenerlass. Wir können uns entscheiden, aufzusteigen, wenn wir nur 51% des Karmas gelöst haben. Dann können wir auf den so genannten inneren Ebenen mit den Menschen arbeiten, die noch auf der Erde inkarniert sind, um die restlichen 49% unseres Karmas zu lösen. Oder aber wir entscheiden, sobald wir wieder Seele sind, dass wir auf die Erde zurückkommen, um anderen Menschen zu dienen und ihnen in ihren Lernprozessen zu helfen, damit auch sie ihre Schwingung erhöhen können. Lassen Sie uns anerkennen, dass wir ewige, wunderbare Geistwesen sind. Unsere einzige Begrenzung ist unser Körper und unser Verstand. Wir brauchen allerdings den Körper, um auf der Erde zu existieren. Der Zweck unserer jetzigen Inkarnation ist es, unsere Seelen- und Bewusstseinsqualitäten positiv zu schulen und vor allem zu heilen. Wir alle wollen unsere Seelen befreien und unsere Vollkommenheit zurück haben! Deshalb müssen wir alle lernen, unsere Geistesqualitäten positiv zu steuern. Wir müssen lernen, dass unser Verstand alles bewertet und teilt und mit jeder Beurteilung wieder negatives Karma schafft. Nur indem wir das erkennen, sind wir in der Lage, unsere Schwingung und Frequenz zu erhöhen. Wir sollten tagtäglich versuchen, dies zu leben und zu verinnerlichen. Dazu müssen wir lernen, unsere Geisteskraft bewusst für unser Hier und Jetzt einzusetzen und zu gestalten. Damit kommt Leichtigkeit in unser Sein und dadurch wird unsere Schwingung erhöht. Auch mittels der Radionik ist es uns möglich, das Karma positiv zu verändern oder negatives Karma zu schwächen oder ganz aufzulösen. Da es keine Zeit in der Matrix gibt und alles immer in der Zeitlosigkeit existiert, können wir mit Hilfe der Radionik auch unsere Vergangenheit verändern, um die Gegenwart oder die Zukunft besser zu gestalten. Karmaauflösung heißt Befreiung von Problemen und Schwierigkeiten, von Ängsten, Traumata, Leiden, auch allen Blockaden vergangener Zeiten, wie Krieg, Hungersnot, körperliche oder seelische Verletzungen. In uns stecken unbewältigte Gefühle aus vergangenen Leben wie Eifersucht, Neid, Hass, Wut, Enttäuschung, Groll, Streit. Mit jedem Menschen, mit dem wir auch nur die geringste Unstimmigkeit haben, sei es in der Familie, unter Freunden, Bekannten, auf der Arbeit, mit diesem Menschen haben wir ein Karma. Denn wäre das nicht der Fall, dann hätten wir den Menschen nicht getroffen in diesem Leben. Also dürfen wir Radionik auch dazu verwenden, schwierige Beziehungen zu meistern oder das negative Karma, welches uns mit diesen Menschen verbindet, zu bewältigen.

Ziele und Wünsche in Radionik

Unabhängig vom Radionik-Gerät, welches Sie schon besitzen oder sich gerne zulegen möchten, gibt es allgemeine „Spielregeln“, die man beachten sollte, um wirkungsvoll Radionik anzuwenden. Man kann mit Radionik nichts falsch machen - schlimmstenfalls passiert gar nichts -, aber wir erhöhen die Effektivität deutlich, wenn wir ein paar Dinge beachten und uns einverleiben. In diesem Abschnitt gehe ich darauf ein, wie man am besten seine Ziele und Wünsche formuliert. Das richtige Formulieren der Ziele ist von großer Bedeutung, weshalb ich diesem Thema ein ganzes Kapitel widme. Die einzelnen Schritte der konkreten Anwendungen der Radionik von der Eingabe der Person bis zur Besendung oder Energieübertragung behandle ich später. Da alle Geräte meines Wissens mehr oder weniger gleich sind in den Bausteinen der Basisanforderungen (Es gibt zig Spielarten, das Gerät aufzurüsten, um die geht es mir aber nicht.), werden Sie anhand der CreaDionik in die Funktionsweise eingewiesen werden.

Ob wir an Radionik glauben oder nicht, ist der Radionik völlig wurscht! Sie funktioniert trotzdem! Natürlich geht alles viel schneller, wenn wir unsere Zweifel ablegen und einfach glauben. Dem Universum ist es vollkommen egal, ob wir an das Universum glauben oder nicht. Das Universum funktioniert so wie es immer funktionierte, funktioniert und funktionieren wird!
Überzeugungen und der Glaube können uns sehr begrenzen. Je offener wir sind, desto besser sind die Ergebnisse. In der Radionik arbeiten wir immer positiv, das heißt, wir benutzen niemals Verneinungen. Das Universum oder die Matrix ist perfekt, ein „Nein“, „Nicht“ oder „Niemals“ gibt es dort nicht. Eine Verneinung wird nicht verstanden und ein verneinter Wunsch käme als Bejahung an. Wir beziehen auch nicht gegen etwas Stellung, indem wir etwas bekämpfen oder etwas ausschalten. Negative Absichten wie „Kampf gegen etwas“ sind kontraproduktiv, ja sogar schädigend! Wir kämp-

fen gegen gar nichts, auch nicht gegen den Schmerz. Wie wir bereits gelernt haben, würden wir unsere Aufmerksamkeit mit Kampf in den Schmerz geben und den Schmerz damit verstärken. Alles, wohin unsere Aufmerksamkeit fliesst, wird stärker, weil wir ihm Energie schicken. Wir konzentrieren uns nur auf den gewünschten Endzustand, also das gewünschte Endergebnis. Und dorthin richten wir unsere ganze Aufmerksamkeit. Es ist uns auch vollkommen egal, wie das Ganze funktioniert, wir wissen, es funktioniert. Wir kaufen uns keinen Fernseher, um ihn dann erst einmal zuhause auseinander zu nehmen und uns zu fragen: „Wie kommt denn nun das Bild und der Ton aus diesem Gerät?“ Wir schließen den Fernseher an und los geht es. Die, die das Gerät bauten, wussten schon, was sie taten, denn dazu haben sie studiert. Wir brauchen das nicht wissen. Wir konzentrieren uns nur auf unsere Absicht und auf das gewünschte Endergebnis. Den Rest erledigt die Radionik. Wir formulieren, um bei unserem Beispiel vom Schmerz zu bleiben: „Ich bin frei von Schmerz und in vollkommener Harmonie.“ Wir bleiben bei allem, was wir formulieren, immer in der Fülle der Matrix und im Positiven. Das Verneinende oder Negative hat in Radionik nichts zu suchen!

All dies zum Wohle des Ganzen

Dieser Satz ist sehr wichtig. Wir als Menschen mit unserem beschränkten Verstand und unserem dominanten Ego wissen doch gar nicht, was gut für uns ist. Ob wir mit einem unserer Wünsche einem anderen Menschen oder unserer eigenen Sache schaden, überblicken wir auch nicht immer. Durch den Einbau dieses Satzes schützen wir uns vor uns selbst. Denn wenn eines unserer Ziele gegen jemanden oder irgendetwas gerichtet ist, so wird sich das Ziel nicht erfüllen. Sie können also niemals jemandem schaden oder ihn sogar manipulieren! Zudem wissen Sie ja, dass unlautere Absichten verhängnisvoll auf Sie selbst zurückkämen. Da greift dann das Karma oder das Gesetz von Ursache und Wirkung. Derjenige, der manipuliert werden sollte, wird keinen Schaden nehmen, jedoch der Manipulator. Allein der Gedanke, jemandem etwas anzutun, verursacht eine folgenschwere Kette an Verknüpfungen, die der Manipulator ausbaden muss. Im Universum geht nichts verloren, kein Gedanke, kein Wort, keine Absicht, gar nichts. Sollte dieser Satz „Zum Wohle des Ganzen“ nicht fest in Ihrem Radionik-System eingebaut sein, dann setzen Sie ihn selbst hinein. Das ist sozusagen Ihre Versicherung.

Ziele formulieren

Formulieren Sie Ihre Ziele immer positiv!!! Verwenden Sie keinerlei Verneinung! Das Universum kennt keine Verneinungen und würde Ihnen Ihr Ziel ohne Verneinung erfüllen. Dazu ein Beispiel: Eine falsche Formulierung ist: „Ich werde nicht krank.“ Richtig muss es heißen: „Ich erfreue mich bester Gesundheit.“ Oder: „Mir geht es von Tag zu Tag besser.“ Oder: „Mein Immunsystem arbeitet optimal.“ Sollten Sie gerade krank sein, so formulieren Sie zum Beispiel: „Die Grippe hat mich verlassen und ich bedanke mich für die Reinigung meines Körpers.“ Es ist immer gut, den Wunsch oder das Ziel so zu formulieren, als ob er sich schon erfüllt hat: „Danke, dass ich mein Traumhaus gefunden habe.“ Oder: „Danke, dass ich eine optimale Arbeitsstelle erhalten habe.“ Verwenden Sie niemals die Worte „ich möchte“ oder „ich suche“ in Ihren Formulierungen! Wenn Sie formulieren: „Ich suche ein Haus.“, dann werden Sie suchen, bis Sie schwarz werden, denn das Haus wird nicht kommen! Warum? Sie haben bei der Formulierung den Wunsch geäußert, dass Sie suchen möchten. Also wird das Universum Sie suchen lassen. Sie werden ein ewig Suchender bleiben. Das Universum handelt nicht gegen Ihren Wunsch! Formulieren Sie daher richtig: „Ich habe das Haus gefunden!“

Je sauberer und klarer Sie formulieren, umso genauer weiß das Universum, was Sie wünschen! Denken Sie immer daran: In der Matrix sind alle Möglichkeiten angelegt. Je genauer Sie formulieren, desto genauer weiß das Universum, was es Ihnen bringen soll. Wenn Sie beim Versandhandel anrufen und ein T-Shirt bestellen, dann sagen Sie: „Ich bestelle Artikelnummer so und so in der Größe XL und in der Farbe Rot." Sie rufen nicht an und sagen: „Ich möchte ein T-Shirt, schicken Sie mal, was Sie haben!" Grundsätzlich können Sie alle Ziele eingeben, die Sie haben. Wenn Ihr Ziel Ihnen selbst oder jemandem schaden würde, dann erfüllt es sich sowieso nicht. Sie können natürlich Ihre materiellen Wünsche eingeben, auch dafür ist Radionik da. Sie werden aber mit der Zeit merken, dass sich etwas in Ihnen verändern wird und auf einmal treten die materiellen Dinge in den Hintergrund. Ihnen werden geistige oder spirituelle Dinge immer wichtiger und das Materielle wird zweitrangig. Mir erging es jedenfalls so. Inzwischen gebe ich gar keine materiellen Dinge mehr ein, sondern nur die der geistigen oder spirituellen Ebene. Denn die materiellen Dinge stellen sich von allein ein, wenn man richtig denkt.

Andere Personen

Geben Sie bitte nur für sich selbst Ziele ein und nicht für andere Personen. Es sei denn, diese Person möchte ausdrücklich in Ihrer Radionik erfasst und besendet werden! Niemals ohne das Wissen der betreffenden Person handeln! Das wäre Manipulation und würde Ihnen selbst schaden (Karma). Ausnahme sind Ihre eigenen Kinder, die noch nicht volljährig sind. Sobald Ihr Kind jedoch frei entscheiden kann, überlassen Sie die Entscheidung ihrem Kind selbst.

Danken

Danken ist ein sehr mächtiger Aspekt im Universum. Sie können Ihre Ziele so formulieren: „Danke, dass ich mein Traumhaus gefunden habe!" „Danke, dass ich mein Abitur bestanden habe." „Danke, dass es mir von Tag zu Tag immer besser geht." Indem Sie „Danke" einschließen, gehen Sie automatisch in eine sehr machtvolle Schwingung. Sie fühlen so, als ob der Wunsch sich schon erfüllt hat und das verstärkt den Wunsch und setzt eine enorme positive Energie frei, die in der Matrix ankommt. Die Matrix „hört“ und „versteht“ alles, Sie brauchen nur Ihre klare Intention ein Mal denken und formulieren! Danken können Sie immer, rund um die Uhr, sofern Sie es auch so fühlen. Je mehr Gefühl und Liebe Sie in Ihren Wunsch geben, umso intensiver senden Sie die Botschaft in die Matrix. Mit Ihrem positiven Gefühl verstärken Sie um das Zigfache.

Partnerschaft

Sollten Sie gerade in einer Ehekrise stecken und Ihr Partner hat Sie verlassen, so nutzt es nichts, einzugeben: „Mein Partner Georg ist schnellstens zu mir zurückgekehrt.“ Das geht nicht! Georg ist nicht Ihr Eigentum, sondern ein freier Mensch und vielleicht möchte er gar nicht mehr zu Ihnen zurückkehren. Zudem wäre das der Versuch der Manipulation! Sie können jedoch eingeben: „Meine Konflikte mit Georg sind geklärt und bereinigt.“ Oder: „Danke, dass Georg und ich ein klärendes Gespräch geführt haben.“ Beachten Sie bitte aber, dass Georg dies auch wollen muss. Wenn er nicht will, dann ist es eben so. Dann lassen Sie ihn los, auch wenn es weh tut. Sie können auch ganz neu formulieren. „Danke, dass ich meinen Wunschpartner gefunden habe.“ Oder: „Danke, dass ich meinen idealen Lebenspartner in mein Leben gezogen habe.“
Berücksichtigen Sie aber bitte bei der Bestellung Ihres Wunschpartners, dass manchmal ein Exemplar vor der Tür stehen kann, das Ihnen gar nicht gefällt. Dann hat Ihre Seele sich diesen Partner gesucht, um auf dieser Erde mit ihm oder durch ihn etwas zu lernen. Sie entscheiden zwar mit Ihrem Ego, Ihre Seele aber kennt Ihren Lebensplan in dieser Inkarnation, also in diesem Leben, und bringt Ihnen den Partner, mit dem Sie sich auf der Seelenebene zum Lernen verabredet haben! Also nicht bei der Radionik beschweren bitte, wenn Ihnen das Exemplar nicht gefallen sollte! Dann lernen Sie

einfach schneller an ihm und geben ihn zurück! Sie sind frei in Ihren Entscheidungen. Ihre Seele wird Ihren Idealpartner so oder so erkennen, wenn er vor der Tür steht, und seine Seele wird Sie erkennen. Natürlich können Sie in Radionik auch alle Eigenschaften eingeben, von denen Sie möchten, dass Ihr Partner diese haben sollte. Ob das allerdings irgendetwas bringt, weiß ich nicht. Probieren Sie einfach alles aus, was Ihnen in den Kopf kommt. Mit der Zeit werden Sie selbst merken, was überflüssig war und was nicht. Ich habe so manches Mal über mich selbst gelacht, als ich nach Monaten meine Ziele in der Radionik überprüfte und mir dann dachte: „Gott sei Dank hat sich dieser Wunsch nicht erfüllt!" Mein Tipp: Formulieren Sie zwar präzise und klar Ihr Ziel, aber überlassen Sie dem Universum die Details. Wir können mit unserem Verstand dies gar nicht überblicken und limitieren uns damit selbst. Zudem wird vieles erst rückblickend verstanden, wenn es da ist oder eben nicht da ist. Sicher aber ist: Sie werden immer eine Antwort erhalten.

Wunschtermine

Von der Eingabe von Wunschterminen oder Zeitvorgaben rate ich ab. Sie können dies natürlich versuchen, aber es wird nicht unbedingt gelingen. Wenn Sie Ihr Ziel formulieren: „Ich habe bis zum 31.Januar 2011 mein Traumhaus gefunden", so kann dies so eintreffen, wenn es für Ihren Lebensplan stimmig ist, es kann aber auch ein ganz anderer Zeitpunkt sein. Den Grund kennen wir bereits: Im Universum gibt es keine Zeit. Zeit ist eine Maßeinheit der Erdenbewohner und nur in der dritten Dimension, also hier auf der Erde gültig. Zudem kann Ihr Ego gar nicht wissen, wann für Sie der beste Zeitpunkt ist. Das weiß nur Ihre Seele. Deshalb liefert Ihnen das Universum das Geschenk zum bestmöglichen Zeitpunkt. Wenn Sie unbedingt eine Zeit eingeben möchten, so formulieren Sie besser „zum optimalen Zeitpunkt" oder für Ungeduldige „zum schnellstmöglichen Zeitpunkt". Die Tatsache, dass es keine Zeit im Universum gibt, ist wunderbar. Denn durch die Zeitlosigkeit ist es uns möglich, auch unsere Vergangenheit zu bereinigen und zu verändern. Da alles, was uns und unser Leben ausmacht, holographisch ist, können wir durch eine Änderung der Vergangenheit unser Jetzt ändern und unsere Zukunft. Ein Beispiel: Ein traumatisches Erlebnis aus der Vergangenheit wirkt bis in die Gegenwart. Gehen Sie zu jenem Zeitpunkt zurück und lösen Sie dieses Trauma mit Radionik auf.

Übrigens: Wenn das Universum meint, Sie müssten Geduld lernen, dann werden Sie Geduld lernen, da können Sie machen, was Sie wollen. Je weniger Sie also drücken und schieben, umso schneller passiert etwas! Denken Sie an die Zeitlosigkeit, so schwer es uns Menschen mit unserer ständigen Eile und Hetze auch fallen mag!

Loslassen

Wenn Sie Ihre Ziele in Radionik programmiert haben, dann denken Sie nicht ständig an Ihr Ziel! Lassen Sie es los! Wenn Sie ständig denken: „Warum geschieht nichts?“ oder „Warum kommt das Ziel nicht in mein Leben?“, so halten Sie das Ziel fest und das Universum kann Ihnen das Ergebnis nicht bringen.

Nehmen wir unser bekanntes Beispiel: Sie bestellen beim Versandhandel. Sie bestellen ein Mal, indem Sie anrufen oder ein Fax schicken. Sie wissen, Sie werden ganz sicher die bestellte Ware erhalten. Beim Versandhandel rufen Sie doch auch nicht stündlich an und fragen nach, ob die Bestellung ankam, ob das Teil auch wirklich da ist und ob es auch wirklich geschickt wird, oder? Die göttliche Matrix ist nicht taub! Wenn Sie schon an Ihr Ziel denken, dann gehen Sie in das Gefühl der Freude und denken Sie an Ihr Ziel, als ob es schon erreicht ist! Hoffen Sie nicht, sondern glauben Sie und sagen Sie innerlich: „Danke, dass ich mein Traumhaus gefunden habe!“ Glauben Sie ganz fest daran, hoffen zerstört Ihre Zielvorgabe. Denn „hoffen“ heißt „nicht glauben“! Gehen Sie mit Ihren Gefühlen hinein, und zwar so, als ob das Ziel bereits erreicht ist!

Fühlen ergänzt und beschleunigt den Prozess der Wunscherfüllung enorm! Freuen Sie sich so, als ob Sie gerade in Ihrem neuen Traumhaus stünden und die Einrichtung planen!

Ein Ziel will sich nicht einstellen

Sollte sich ein Ziel nicht einstellen, so kann das mannigfaltige Ursachen haben, die entweder darauf zurückzuführen sind, dass das Ziel nicht zum Wohle des Ganzen ist oder Sie selbst glauben nicht an die Erfüllung Ihres Traumes und zerstören durch Ihre ständigen Zweifel Ihre Zielerreichung. Es kann auch sein, dass Sie noch ein paar deftige, ungelöste Brocken aus Ihren Vorleben oder aus der Vergangenheit des jetzigen Lebens an sich hängen haben. Manchmal ist die Vergangenheit mit ihrer Einflussnahme auf die Gegenwart so stark, dass erst die alte Blockade aufgelöst werden muss, bevor sich im Jetzt das Ziel einstellen kann. Das Nichteinstellen des Zieles kann auch mit Ihrem Karma zusammenhängen oder aber Sie selbst sabotieren es unbewusst, weil Sie sich nicht wert fühlen, diesen Traum erfüllt zu bekommen. Oder die Formulierung ist einfach falsch. Hier sollten Sie in sich gehen und nochmals alles überdenken: Wollen Sie dieses Ziel wirklich? Bringt es Sie weiter? Läuft es gegen irgendetwas oder irgendjemanden?

Beispiel: Ihr Partner hat Sie gerade verlassen. Sie können nicht allein sein, weil Sie sich schlecht und einsam fühlen. Sie bestellen einen neuen Partner in Radionik. Der neue Partner kann nicht kommen, weil Sie erst das unabgeschlossene und noch nicht verarbeitete Paket der alten Partnerschaft bereinigt haben sollten. Also lösen Sie erst diese Stauung auf, dann kommt auch ein neuer Partner. Sie geben nicht einen neuen Partner in die Radionik ein, sondern Sie formulieren das Ziel zum Beispiel so: „Ich habe alle Ängste, Enttäuschungen, etc aus meiner alten Partnerschaft losgelassen und habe mich befreit von altem Ballast. Ich fühle mich wohl, ich bin mir selbst genug. Ich habe alles, was ich brauche.“ Oder: „Meine Verletzungen aus der alten Partnerschaft sind geheilt. Ich bin im Frieden mit mir selbst." Oder: „Ich habe XY in Liebe losgelassen und danke ihm/ihr für die gemeinsame Zeit." Natürlich nutzt dies nichts, wenn Sie täglich in Ihrem Leben über XY nachdenken, ihm/ihr grollen oder ihn/sie verteufeln und ihm/ihr die Pest an den Hals wünschen. Dann sind Sie einfach noch nicht offen für etwas Neues und Neues wird nicht kommen. Nun liegt es an Ihnen zu überlegen, was Sie möchten: weiterhin in einem unzufriedenstellenden Zustand mit Jammern und Klagen festhalten oder loslassen, abschließen und sich frei machen.

Denken an Vergangenheit und Zukunft

Wenn Sie zu den Menschen gehören, die mehr an die Vergangenheit denken als an das Hier und Jetzt, so sollten Sie schnellstens den Wunsch formulieren: „Ich habe meine Vergangenheit losgelassen. Ich lebe im Hier und Jetzt." Sollten Sie sich immer noch durch eine Person verletzt fühlen, die Ihnen etwas Schlimmes angetan hat, so senden Sie dieser Person Liebe und lassen Sie dann los. Alles, was Sie aussenden, kommt auf Sie zurück nach dem Gesetz von Ursache und Wirkung. Senden Sie dieser Person ständig Groll und Wut, so grollen Sie mit sich selbst. Sie schaden sich selbst, nicht jener Person. Sind Sie bitte auch nicht böse auf sich selbst, wenn Sie Mist gebaut haben. Wir alle bauen Mist, deshalb sind wir hier auf der Erde, zum Lernen und zum Weiterentwickeln. War der Mist auch noch so groß, verzeihen Sie sich selbst! Geben Sie in Radionik ein: „Ich liebe mich, wie ich bin. Ich nehme mich an mit all meinen Schwächen und Stärken."
Denken Sie ständig an die Zukunft? Auch das ist nicht unbedingt ratsam zu tun. Ihr Leben findet nur im Jetzt statt. Freuen Sie sich auf positive Ereignisse in der Zukunft, dann ist das aufbauend. Haben Sie allerdings Angst vor Ereignissen in der Zukunft, dann schadet dieses Denken Ihnen. Und überhaupt: Angst ist immer sehr schlecht! Formulieren Sie den Wunsch: „Ich habe meine Ängste

vor…losgelassen. Ich bin in Sicherheit und weiß, dass das Universum für mich sorgt." Oder: „Ich bin immer behütet und beschützt und lebe angstfrei."
Versuchen Sie, Ihren Fokus so oft wie es geht im Jetzt zu halten, denn nur im Jetzt findet das Leben statt! Nur im Jetzt ist reines Bewusstsein!

Unkontrolliertes Denken

Gehören Sie zu den Menschen, die tagtäglich 60.000 und mehr unkontrollierte Gedanken in die Matrix schicken? Dann wird es höchste Zeit, dagegen etwas zu tun. Gedanken sind das mächtigste Werkzeug im Universum! Kein Gedanke geht verloren, auch wenn er von Ihnen eben mal nur so gedacht wurde. Das Universum erfüllt Ihnen Ihre Gedanken. Also seien Sie achtsam, was Sie haben möchten. Geben Sie in die Radionik zum Beispiel als Ziel ein: „Ich denke mehrheitlich Positives und Schönes. Ich bin dankbar für mein Leben und erfreue mich der schönen Dinge." Oder: „Meinen Gedankenwirrwarr habe ich losgelassen. Ich habe von nun an nur noch zielgerichtete und positive Gedanken." Oder: „Ich habe gelernt, einen negativen Gedanken sofort ziehen zu lassen und ihn durch einen positiven zu ersetzen." Unser aller Gedankensalat im Kopf ist eine ganz üble Sache und es ist am Anfang wirklich schwer, diese Gedanken in die Ruhe zu bringen. Es ist unser Ego, das ständig plappert und denkt. Wenn man sich bislang noch nicht bewusst gemacht hat, was man so zusammen denkt, dann mag eine Meditation große Hilfe geben. Nach einer gewissen Zeit beruhigen sich die Gedanken – meistens. Wenn nicht, dann heißt es üben, üben, üben. Diese unkontrollierten Gedanken schaden uns sehr. Die Matrix nimmt jeden Gedanken gleich ernst und unterscheidet nicht, ob wir mal eben falsch gedacht haben. Also Achtung! Wir wissen, die Gedanken sind im Mentalkörper zuhause, Gedanken erzeugen die dazu passenden Gefühle, welche dann den Astral- oder Emotionalkörper beeinflussen und dann schließlich im physischen Körper als Wohlgefühl oder als Unbehagen landen.

Blockaden

Hier unterscheiden wir zwischen den selbst geschaffenen, bewussten und unbewussten Blockaden und denen, die von außen, also von anderen Menschen kommen können. Geben Sie bei selbst verursachten Blockaden ein: „Alle meine Blockaden haben sich aufgelöst, die bewussten und die nicht bewussten Blockaden. Ich bin frei.“ Wir Menschen sind uns oftmals nicht über unsere Blockaden bewusst oder wir schieben sie weg und sagen: „Ich doch nicht!“ Deshalb sollte man immer auch vorbeugend und für alle Fälle das Thema der Blockaden mit Radionik behandeln, ob wir uns einer Blockade bewusst sind oder nicht. Wir haben sie alle, seien Sie sicher! Sonst würden wir uns nicht mit Radionik beschäftigen, sondern als Seele das Universum genießen.

Sollten die Blockaden von anderen Menschen kommen in Form von Neid, Eifersucht, Wut, Hass oder anderen niederen Gefühlen, so schützen Sie sich ganz einfach mit Radionik. Geben Sie ein als Ziel: „Ich bin geschützt vor allen negativen Schwingungen. Alles Negative ist aufgelöst.“ Sie können auch ganz konkret eingeben: „Ich bin geschützt vor den verbalen und mentalen Attacken des XY. Alles, was er/sie mir sendet oder gesendet hat, hat sich in Liebe verwandelt.“ Keinesfalls dürfen Sie den bösen XY eingeben und ihm die Pest an den Hals schicken! Das ist manchmal schwer, da wir Menschen eben menscheln, aber denken Sie immer daran: Ihre Gedanken bringen Ihnen aus der Matrix die Realität, nicht dem bösen XY. Sehen Sie ihn mit Mitgefühl und sagen Sie sich, er ist eine arme Seele, die noch nicht genug entwickelt ist. Wenn Sie so denken können, dann lächeln Sie über solche Menschen. Denken wir alle daran: Nur diejenigen, mit denen wir in irgendeiner Weise durch das Karma verbunden sind, treffen wir in diesem Leben. Also steht hinter negativen Erlebnissen auch eine Aufgabe, die es anzunehmen gilt. Manchmal muss XY lernen, manchmal wir selbst.

Haben Sie selbst eine sehr negative Schwingung (auch das ist eine Blockade) in Bezug auf eine andere Person, so lösen Sie diese auf, indem Sie formulieren: „Ich habe XY in Liebe vergeben und die alten Verletzungen losgelassen. Ich bin im Licht und unter göttlichem Schutz.“ Sie können diese Affirmation mit der Analysegruppe der Engel verbinden, falls Sie das mögen. Engel sind starke Helfer, die uns immer und überall begleiten, wenn wir sie bitten! Sie dürfen auch formulieren: „Mein Karma mit XY ist aufgelöst. Ich habe die Lernaufgabe erkannt und gelöst.“

Ein weiteres Thema sind Elementale. Elementale sind von Ihnen selbst oder von anderen erschaffene Gedankenformen, die sehr mächtig sein und Sie behindern können. Elementale nehmen, wenn der eine Gedanke oft genug gedacht ist, ein Eigenleben an und kommen immer wieder zu Ihnen zurück. Beispiel: Sie sind ganz verrückt nach Schokolade. Sie denken ständig an Schokolade. Irgendwann wird es Gier nach Schokolade, weil der ständig gedachte Gedanke sich in Form des Elementals verselbständigt hat und Sie nun behindert. Geben Sie ein als Ziel: „Alle selbst geschaffenen oder von außen gesetzten Elementale haben sich zügig im Licht der Liebe aufgelöst. Danke.“ Oder konkret: „Ich habe meine ständigen Gedanken an Schokolade losgelassen.“

Schutz

Schützen Sie sich immer! Wir sind alle miteinander verwoben. Könnte man die Energienfäden sehen, die wir aussenden und von anderen empfangen, wir würden wohl erschrecken. Es ist ein permanentes Geflecht von Energien. Nun sind wir Menschen manchmal nicht gut Freund miteinander. Wir leben hier auf dieser Erde in einer Welt der Polarität. So wie es Liebe, Freude, Zuneigung gibt, so gibt es auch den Gegenpol in Form von Hass, Neid, Eifersucht, Ärger, Wut, etc. Wir Menschen benötigen die Polarität, nur durch sie erkennen wir, was gut ist und was nicht. Wäre alles Sonnenschein, wie könnten wir wählen? Wie könnten wir uns bewusst für die lichtvolle Seite entscheiden? Wir brauchen das Gute und das Böse zum Lernen, da wir als Menschen unfertige Geschöpfe sind (als Menschen, nicht als Seelen). Der Nachbar ist neidisch auf das neue Auto und der Arbeitskollege ist sauer wegen des Erfolges des anderen. Beobachten wir uns selbst, unser Rucksack ist voll genug. Wer kann behaupten, dass er nicht irgendwann niedere Gefühle gegen einen Menschen hegte, diesen vielleicht noch übervorteilen oder benutzen wollte? Schlimmere Varianten sind dann Betrug und Ausbeute von Menschen, Lügen, um sich einen Vorteil zu verschaffen, und so weiter.

Auch wenn dieser Mensch weit weg von Ihnen wohnt, so kommt seine negative Denkweise über Sie bei Ihnen an. Klar schadet er sich erst einmal selbst damit. Aber Ihnen tut dies genauso wenig gut. Deshalb formulieren Sie: „Ich bin geschützt vor negativen Schwingungen und negativen Gedanken anderer Menschen." Oder: „Meine Aura ist geschützt. Alle Energievampire sind aus meinem Leben verschwunden."

Manche Ihrer Ziele werden von anderen blockiert, ohne dass Sie das wissen, und zwar durch die negativen Gedanken anderer Menschen wie Neid und Eifersucht. Schützen Sie Ihre Ziele und Projekte. Was gut ist, wird immer Diebe auf den Plan rufen. Geben Sie in die Radionik ein: „Mein Projekt XY ist geschützt vor Diebstahl oder fremden Zugriffen." Reden Sie nicht mit x-beliebigen Menschen über noch unfertige Projekte, denn das schadet Ihnen nur, indem fremde Energien einfließen und Sie behindern. Seien Sie weise, wem Sie was erzählen. Der Satz „Reden ist Silber, Schweigen ist Gold" hat sehr wohl seine Berechtigung. Wenn Sie nicht wissen, von welcher Ecke das Böse kommt, so senden Sie einfach pauschal Liebe in das Universum. Böse Menschen können mit Liebe nichts anfangen und verschwinden aus Ihrem Leben, wenn Sie im Licht bleiben. Liebe ist genauso wie Dankbarkeit und Verzeihen ein machtvolles Instrument im Universum. Manchmal passiert wie von wundersamer Fügung, dass sich ein Kontakt zwischen Menschen erheblich bessert. Die Ebene der Liebe, Dankbarkeit und des Verzeihens setzt erstaunliche Prozesse in Gang. Manchmal erlischt ein Kontakt zu einem anderen Menschen vollkommen, aber das soll dann eben so sein. Dann lassen Sie diesen Menschen in Liebe los.

Ihre beiden Schwingungen sind so unterschiedlich, dass Sie beide aneinander vorbei schwingen.

Geld

Auch wenn Ihnen dieses Thema sehr wichtig ist, so formulieren Sie nach Möglichkeit „Geld“ nicht als Ziel. Geld ist eine Energieform, die sich einstellt, wenn Ihre Ziele dahinter richtig sind. Geben Sie Ihr Projekt ein, an dem Sie gerade arbeiten, oder geben Sie Ihre berufliche Tätigkeit als Ziel ein. Geben Sie ein, dass Ihre Tätigkeit vielen Menschen nutzt und viele Menschen erfreut. Denn durch diese Programmierung und Zielerreichung kommt das Geld automatisch in Ihr Leben. Oder, wenn Sie unbedingt das Materielle in Form von Geld als Ziel betonen möchten, so geben Sie besser „Wohlstand“ ein anstatt „Geld“. Wohlstand ist viel gehaltvoller und beinhaltet automatisch das notwendige Kleingeld, um den Wohlstand genießen zu können. Zum Lottospielen und sonstigen Glücksspielen ist die Radionik nicht geeignet. Auch nicht dafür, an der Börse zu zocken und die besten Aktien zu erlangen. Denn das ist eine Form der Gier und Gier gehört zu den sieben Todsünden! Gier ist negative Energie und hängt an Ihnen wie eine klebrige Masse. Gier kann auch ein Elemental werden, wenn Sie oft genug die Dollarzeichen in den Augen haben. Aber machen Sie bitte Ihre eigenen Erfahrungen. Das Universum bringt Ihnen den Haufen Geld sowieso nur, wenn es das will! Nicht falsch verstehen, Geld ist etwas sehr Gutes, mit Geld kann man sehr viel bewirken, zum Wohle der Menschheit und des Ganzen. Was aber wird meist mit Geld gemacht? Es wird gescheffelt und die Gier entwickelt sich, und damit wird es negativ!

Erfolg

Seien Sie äußerst vorsichtig mit dem Wort „Erfolg“. Erfolg bedeutet: „Das, was erfolgen wird.“ Es ist in der Bedeutung des Wortes eine erst einmal neutrale In-Form-ation. Nicht mehr und nicht weniger! Achtung! Wir Menschen sind uns der ursprünglichen Wortschöpfung nicht mehr bewusst, wir plappern da etwas vor uns hin und haben die ursprüngliche Bedeutung des Wortes vergessen. Unsere Gesellschaft definiert das Wort „Erfolg" mit beruflicher Tüchtigkeit, Geld, Reichtum, und so weiter. Aber unsere Gesellschaft ist nicht die Matrix! Geben Sie daher konkret ein, was Sie hinter dem Erfolg verstehen, also zum Beispiel: „Ich habe meine wahre Berufung gefunden. Ich habe einen Beruf, der mich und andere glücklich macht." Seien Sie konkret! Je genauer das Universum weiß, was Sie möchten, umso genauer und schneller kann es Ihnen das Gewünschte liefern! Erfolg ist das, was erfolgt. Mit einem derartigen Ziel schicken Sie in die Matrix, es ist Ihr Wunsch, dass „erfolgt".

Ihr körperliches Befinden und Ihr Energiesystem

Hierzu verweise ich auf die Kapitel „Das Energiesystem des Menschen" und „Gesundsein – Kranksein". Unser physischer Körper ist das letzte „Glied" einer langen Kette von Verknüpfungen. Im physischen Körper zeigen sich die Unausgewogenheiten des Denkens und des Fühlens. Hinter jeder Unpässlichkeit oder Krankheit des Körpers steht immer eine Botschaft der Seele, die sich im physischen Körper manifestiert. Es dauert sehr lange, bis der Körper Unpässlichkeiten zeigt, da er am langsamsten schwingende Energie ist. Da der physische Körper „träger", also langsam schwingender ist als der Mentalkörper oder der Astral- oder Emotionalkörper, braucht der physische Körper entsprechende Zeit, um zu reparieren oder zu reagieren. Dem Körper Zeit zu geben ist lebensnotwendig für uns, da eine Sofortkorrektur im Körper von uns Menschen nicht verkraftet werden könnte.
Wir Menschen reparieren ständig am physischen Körper herum, ohne die anderen Körper zu beachten. Es kann sich aber im physischen Körper nichts bessern, wenn ständig vom Mentalkörper oder vom

Emotionalkörper negative Energie nachgeschoben wird. Der Zustand Ihres physischen Körpers ist nur das Ergebnis einer langen Kette an negativen Verknüpfungen des Mental- und des Emotionalkörpers! Das, was wir im Mentalkörper gedacht haben und im Emotionalkörper gefühlt haben, wird lediglich im physischen Körper materialisiert! Das ist alles! Hierbei ist es unbedeutend, ob die Negativität bewusst oder unbewusst gedacht und gefühlt wurde. Ist einer Ihrer Energiekörper nicht im Gleichgewicht, hat das immer einen Einfluss auf die anderen Körper. Jeder Körper braucht jeden! Wenn Sie nun erwarten, dass Sie hier die ausführliche Beschreibung von Krankheiten und deren Auflösung oder Heilung vorfinden, so mag ich Sie enttäuschen. Zum einen bin ich keine Ärztin und zum anderen ist es mir von den Gesetzen her nicht erlaubt, Stellung zu beziehen. Wenn Sie aber oben erwähnte Kapitel genau studiert haben, so müsste ein Prozess des Umdenkens bei Ihnen in Gang gesetzt worden sein. Das wünsche ich mir von ganzem Herzen, denn dann sind Sie auf dem richtigen Weg. Keinesfalls sollen Sie Ihre Besuche und Termine beim Arzt absagen oder Behandlungen eigenmächtig unterbrechen, auch wenn Sie mit Radionik arbeiten. Sollten Sie dies dennoch tun, dann geschieht dies in eigener und voller Selbstverantwortung. Sie entscheiden über Ihr Leben, diese Verantwortung für sich selbst kann Ihnen niemand abnehmen.

Wenn Sie mich nun fragen würden, wie ich es denn so mache, wenn ich Krankheiten hätte oder habe, dann kann mir keiner verübeln, Ihnen nur meine ganz persönliche Meinung mitzuteilen, die keinen Anspruch auf irgendetwas erhebt, sondern nur meine persönliche Meinung ist. Also, ich verfahre so: Ich gehe immer zum Arzt und lasse mich durchchecken. Es ist ein wunderbares Gefühl, wenn der Arzt mir nach dem Check sagt: „Frau Katterbach, Sie sind vollkommen gesund. Ich habe nichts gefunden." Dann bin ich ein wenig stolz auf mich und meinen Körper, weil ich nicht zuletzt mit Radionik etwas Positives für mich und meinen Körper getan habe. Nehmen wir einmal an, der Arzt hätte festgestellt, ich hätte ein Ungleichgewicht (nennen wir es einfach so) an der Schilddrüse. Dann würde ich das Ziel formulieren: „Meine Schilddrüse ist in vollkommener Ordnung. Sie funktioniert von Tag zu Tag besser. Alles Störende ist eliminiert und das Gleichgewicht ist wieder hergestellt.“ Bei Magenproblemen würde ich zuerst eine Analyse mit Radionik machen oder mein Essen analysieren (Was nehme ich zu mir? Ist es gut für mich? Das kann man auch mit einem Pendel schnell abfragen.) und dann das Ziel formulieren: „Mein Magen ist in vollkommener Ordnung. Ich bedanke mich bei meinem Magen für den Hinweis, dass ich im Ungleichgewicht lebte und ich habe die Botschaft angenommen.“ Bitte, so komisch das klingen mag, bedanken Sie sich bei Ihrem Körper auch für die Krankheit oder die Unpässlichkeit. Ihr Körper spricht immer zu Ihnen, Sie sollten ab sofort einfach auf ihn hören und ihm dafür danken. So können Sie mit allen Körperteilen verfahren, es ist vollkommen egal, ob es sich um Ihr Blut, Ihre Zellen, Ihre Haut, Ihre Haare (Mögliches Ziel: „Meine Haare werden von Tag zu Tag kräftiger. Die Schuppen sind verschwunden. Danke.“), Ihre Arme oder Beine, Ihre inneren Organe handelt. Indem ich so formuliere, brauche ich keine Ärztin sein. Ich kann alles eingeben und ausformulieren. Ich kann auch vorbeugend formulieren: „Mein Geist, mein Körper und meine Seele sind in absolutem Gleichgewicht. In mir ist Harmonie. Danke.“ Hätte ich Pickel oder Akne, würde ich auch das eingeben: „Meine Haut ist rein und makellos. Pickel und Akne sind verschwunden.“ Wenn ich beim Arzt gewesen wäre und er hätte mir gesagt: „Ihr Blutbild ist nicht optimal, der eine Wert – sagen wir Cholesterin – ist außerhalb der Norm.“, dann formuliere ich. „Ich danke dem Cholesterin, dass es mir gezeigt hat, dass ich mich falsch ernährt habe. Der Cholesterinwert ist schnellstmöglich im Normalbereich angekommen.“ Wenn mein Arzt mir genau sagt, wo es genau fehlt, dann kann ich auch genau diesen Punkt formulieren. Wenn mich nur irgendetwas zwickt oder weh tut, was nichts Gravierendes ist, zum Beispiel eine Erkältung, dann formuliere ich eben allgemeiner. Die Matrix erkennt mit Hilfe der Radionik mein Wehwehchen und bringt mir schon das Richtige, um wieder in die Ordnung zu kommen. Was mich bei allem am stärksten unterstützt, ist mein ganz fester Glaube daran. Ich weiß, dass es so sein wird!

Kinder und Schule

Kinder mit ihren feinen und sensiblen Antennen sind sehr offen und empfänglich für diese Form der Energie. Bei minderjährigen Kindern dürfen Sie als Elternteil die Entscheidung treffen, Ihr Kind mit Radionik zu behandeln. Vielleicht haben Sie einen Zappelphilipp daheim oder ein Kind, welches die Schule gar nicht gut findet. Oder ein Kind, das gemobbt wird oder unter Prüfungsangst leidet. Hat Ihr Kind keine Freunde oder Spielkameraden? Sie dürfen die entsprechenden Ziele für Ihr Kind formulieren. Oder führen Sie mit Hilfe der Radionik eine Analyse durch. Mag sein, manche Blockaden des Kindes haben mit den Eltern zu tun. Erwarten Sie vielleicht zuviel von Ihrem Kind? Überfordern Sie Ihr Kind? Dann allerdings sollten Sie für sich als Elternteil Ihre Ziele programmieren, um Ihr Kind etwas in den Erwartungen loszulassen. Bei älteren Kindern empfehle ich, die Kinder zu fragen und in die Entscheidung einzubeziehen, ob sie Radionik wünschen. Ganz sicher dürfen Sie nicht von Radionik erwarten, ein braves und stilles Kind zu erhalten. Das würde dem Seelenplan Ihres Kindes widersprechen! Fragen Sie Ihr Kind nach seinen Wünschen und Zielen und berücksichtigen Sie diese entsprechend. Ihre Vorstellungen von den Wünschen Ihres Kindes könnten komplett anders aussehen!

Studium und Ausbildung

Haben Sie Prüfungsangst? Haben Sie alles gelernt und versagen genau dann, wenn es darauf ankommt? Sind Sie unsicher, welches Studium Sie ergreifen sollen? Welche Ausbildung? Sind die Noten schlecht, obwohl Sie lernen? Schaffen Ihre inneren Blockaden diese Probleme und Sie wissen es gar nicht? Haben Sie eine Ausbildung begonnen, die Ihnen gar nicht liegt? Brauchen Sie Hilfe beim Stressabbau?

Beruf

Natürlich können Sie jedes Thema in Radionik eingeben, welches Sie und Ihr Leben betrifft. Sind Sie ohne Arbeit im Moment, so formulieren Sie zum Beispiel: „Ich habe zügig eine zu mir passende berufliche Tätigkeit gefunden.“ Da Arbeitslosigkeit mit finanziellen Problemen einhergeht, entsteht ein großer Druck. So geben Sie „schnellstmöglich“ oder „zügig“ ein. Fügen Sie hinzu: „Ich habe finanzielle Möglichkeiten gefunden, mich und meine Familie zu versorgen.“ Oder so ähnlich. Stehen Sie vor einer Umschulung oder Weiterbildung, so lassen Sie sich von der Radionik in Ihrem Lernen unterstützen. Wenn Sie etwas ganz Neues suchen oder mit dem Arbeitsgebiet, das Sie derzeit haben, unglücklich sind, so formulieren Sie. „Ich habe meine wahre Berufung gefunden. Es ist eine Tätigkeit, die mich und andere glücklich macht.“

Firmenmanagement

Geben Sie konkrete Ziele zum Wohle Ihrer Firma ein. Wo schwächelt es in Ihrer Firma? Mit Radionik können Sie zuerst eine Analyse erstellen (dazu später mehr), wenn Sie sich über die Schwachstellen noch nicht ganz im Klaren sind und dann konkrete Ziele formulieren. Geht es um Ihre Mitarbeiter oder Angestellten, um das Produkt als solches, um Marketing und Verkauf, die Logistik oder den Versand? Fehlt Ihnen ein passendes Konzept zur Vermarktung eines neuen Produktes?
Sind Sie der Chef/ die Chefin, so können Sie auch formulieren: „Ich habe die zündende Idee für XY erhalten.“ Oder „Mir ist die zündende Idee zugefallen.“ Geben Sie aber bitte nicht ein, dass der Angestellte Herr XY mehr oder besser arbeiten soll. Das wäre Manipulation. Sie dürfen nur allgemein formulieren: „Ich habe die zu mir passenden Mitarbeiter, die effektiv und freudig unser Firmenkonzept umsetzen.“ Dann werden die Angestellten, die nicht stimmig sind, irgendwann durch die Schwingungserhöhung in Ihrer Fir-

ma entweder vom Elan angesteckt oder sie suchen das Weite. Alles ist möglich im Quantenfeld.

Unternehmensberatung

Sind Sie als Unternehmensberater tätig oder planen Sie, einer zu werden? Auch hier leistet die Radionik gute Dienste und gibt Ihnen Unterstützung bei anstehenden Analysen und Beratungen. Ein Unternehmen – ganz gleich, ob es sich hierbei um eine Praxis, einen Handwerksbetrieb, ein Ladengeschäft, eine Kanzlei oder ein Großunternehmen handelt – ist einem lebenden Organismus gleichzusetzen, in dem Energien, Sympathien, Motivationen und das komplexe Gebiet der unterschwelligen, unbewussten Kommunikation und Verstrickungen eine große Rolle spielen. Radionik offenbart die unbewussten Saboteure in den Unternehmen, die sich unter anderem in Kundenunzufriedenheit, Umsatzrückgang, mangelnder Innovation oder unproduktiven Arbeitsprozessen bemerkbar machen, und unterstützt die Lösungsfindung auf wundersame Weise. Radionik hilft Ihnen! Beispiele: Optimale Entscheidungsfindung, Innovation und Erschließung neuer Märkte, Erhöhung von Kapazitäten, Umsatz, Ertrag, Optimierung des Kundenpotentials, Lösung schwieriger Situationen auf kommunikativer Ebene mit Geschäftspartnern, Abteilungen, Mitarbeitern, Kollegen, Lösungen bei stockenden Projekten, Motivation und Konfliktlösung.

Mentaltraining

Natürlich können Sie Ihr Mentaltraining bestens an die Radionik übertragen. Radionik übernimmt dann die Arbeit für Sie. Jede angestrebte Veränderung beginnt immer im Kopf eines Menschen! Delegieren Sie Ihre Wünsche und Ziele an die Radionik. Sie werden nie wieder Ihre Programmierungen vergessen! Umso leichter können Sie nun Ihr Ziel im Kopf „loslassen“, so dass es sich in der äußeren Welt manifestieren kann. Hier eine Auswahl: Erreichen Ihrer Wünsche und Ziele, Optimierung der mentalen und emotionalen Verfassung, Stärkung von Selbstwert und Selbstvertrauen, Aktivierung von eigenen Stärken und Fähigkeiten, Steigerung der psychischen Belastbarkeit und Leistungsfähigkeit, Lösung persönlicher und berufsbedingter mentaler Probleme, Auflösung begrenzender Glaubenssätze und Konditionierung, Beseitigung von Blockaden, Sabotagemustern und Ängsten, Überwindung von Süchten und Abhängigkeiten, Stressabbau.

Lebenshilfe

Da Radionik Ihr morphogenetisches Feld, also Ihr Informationsfeld abfährt, nimmt sie Ihre Lebenskonflikte, Probleme oder Verstrickungen wahr. Dabei sind die Probleme, die Sie bewusst gar nicht wahrnehmen, oft die „dicksten“ Brocken, die es aufzulösen gilt. In der radionischen Besendung werden neue regenerative Schwingungen an Sie übermittelt, die diese Konflikte, Probleme oder Krisen reduzieren und Ihnen dadurch Raum für neue und angenehmere Lebensumstände geben. Die Ursache für Ihre „verstimmte Lebenskraft“ in Ihrem Körper oder Ihrem Geist ist immer ein energetischer Druck. Dieser Druck entsteht dann, wenn emotional belastende Lebenserfahrungen – ähnlich einem traumatischen Erlebnis – nicht verarbeitet worden sind oder nicht verarbeitet werden können. Indem Ihr Informationsfeld von diesem Druck gereinigt und neutralisiert wird, werden Sie harmonisiert, das heißt, sie haben mehr Lebensfreude und mehr Energien. Sie kommen wieder auf die Sonnenseite und Leichtigkeit hält Einzug in Ihr Leben! Hier eine Auswahl von Möglichkeiten, manche habe ich schon im Vorfeld erwähnt, andere sind neu: Stärkung persönlicher Leistungsfähigkeit und Vitalität. Auflösung unerklärlicher Verhaltensmuster, die einem immer wieder das Gefühl vermitteln, auf der Stelle zu treten. Überwindung seelischer Blockaden, von Trauer, Angst, Depressionen und Aggressionen.

Bewusstmachung und Überwindung unbewusster Lebenseinstellungen, die Ihr Vorankommen blockieren. Lösung von Problemen in Liebe, Partnerschaft und Familie. Lösung von Problemen in Beruf und Finanzen. Schutz vor Energievampirismus. Stärkung der Selbstheilungskräfte. Stärkung und Reinigung der Aura und der Energien

Spirituelle Entwicklung und Berufung

Auch diese Themen dürfen Sie als Ziele formulieren. Radionik hilft Ihnen bei Erkenntnissen und Meditationen. Nur erwarten Sie nicht, dass Sie morgen ein spiritueller Lehrer sind. Spirituell sind wir Menschen alle, die Öffnung zu den höheren Dimensionen geschieht in der Geschwindigkeit der jeweiligen Seele. Sie können sich aber dabei unterstützen lassen. Und vergessen wir nicht das Wichtigste: Spiritualität ist Menschlichkeit! So einfach und doch so schwer zu leben! Wir dürfen nicht denken, dass Radionik uns zu den Gipfeln der positiven Möglichkeiten trägt, wenn wir im Alltag unmenschliches und unfaires, egoistisches und fieses Verhalten an den Tag legen! In so einem Fall würde erst einmal das Karma zuschlagen! Jeder erntet das, was er sät!

Psyche

Mit Radionik lässt sich psychischer Schmerz lindern, gerade der psychische Schmerz aus der Vergangenheit. Vergangenheit und Zukunft sind Illusionen, wie wir gelernt haben. Die Zeit entsteht nur im Verstand. Wenn man sich auf das fixiert, was war oder was sein wird, so kann das psychische Erkrankungen auslösen. Im Quantenmeer und in der Matrix gibt es keine Zeit. Unser Leben ist wie ein Film und wir sind im Drama unseres eigenen Filmes vertieft und gefangen. Mit Radionik kann man den Verstand in seine Schranken weisen und ihn dazu bringen, sich auf das Jetzt zu konzentrieren. Im Grunde genommen ist immer die Angst der Auslöser für die gesamte Vielfalt der möglichen Dramen und Traumata.

Sportler

Sind Sie an Ihre Grenzen gekommen und es geht einfach nicht weiter? Fehlt die kleine entscheidende Sekunde zum Erfolg? Sind Sie frustriert, dass Sie Ihre Leistungsgrenze nicht überschreiten können? Haben Sie inzwischen schon innerliche Blockaden aufgebaut, wenn Sie die Ziellinie nur sehen? Sind Sie zu schnell erschöpft? Laufen im Innern unbewusste Programme ab, die Sie sabotieren und Sie wissen es gar nicht? Haben Sie Angst vor dem großen Erfolg? Mit Radionik können Sie sich analysieren und Ihre konkreten Ziele programmieren! Sie werden zum Sieg getragen werden!

Tiere

Tiere mit ihren feinen und sensiblen Sinnen sind sehr empfänglich für Radionik. Radionik kann für die Analyse von Problemen bei Tieren eingesetzt werden. Frisst Ihre Katze nicht mehr und Sie suchen nach der Ursache? Ist Ihr Hund weggelaufen, dann fragen Sie mit Hilfe der Radionik, warum. Liegt es an Ihnen, dass er sich nicht wohl fühlt? Sie dürfen eingeben: „Mein Hund Waldi ist zu mir zurückgekehrt.“ Sollte er nicht zurückkommen, dann ist es nicht stimmig für ihn, so komisch das auch klingen mag. Auch Tiere haben so etwas wie einen freien Willen. Bei Schädlingen verhält es sich etwas anders, die möchte man in der Regel loswerden. Bitte geben Sie nicht ein, dass diese Schädlinge tot von der Pflanze fallen mögen oder die Stechmücke unter ihrem Bett zusammenklappt. Geben Sie ein als Ziel: „Die Fettschnecken haben mein Salatbeet eilig verlassen.“ Ich weiß wirklich nicht, ob es funktioniert, denn diese Tiere haben ein Recht, sich irgendwo aufzuhalten. Schicken Sie diese Tiere auch nicht mit Hilfe der Radionik zu Ihrem Nachbarn! Am besten, Sie experimentieren einfach mal. Da es zum Wohle aller sein muss, passiert im schlimmsten Fall gar nichts. Auch für Tierheilkunde und Tierpsychologie ist Radionik einsetzbar.

Pflanzen und Landwirtschaft

Auch Pflanzen sind sehr sensibel und empfänglich für Radionik. In der Schweiz sind Pflanzen als Lebewesen schon lange anerkannt. Wächst Ihre Pflanze nicht mehr? Suchen Sie nach dem Grund, so erstellen Sie eine Analyse und formulieren entsprechende der Ergebnisse der Analyse die Ziele. Auch für die Landwirtschaft ist Radionik sehr zu empfehlen. Man kann den Ertrag des Feldes erhöhen oder die Pflanzen gesund erhalten, ebenso den Boden des Feldes berücksichtigen.

Haus und Auto

Auch Ihr Haus oder Ihre Wohnung, Ihr Wohnwagen oder Ihr Auto können in Radionik eingegeben werden. Sie können Ihren Besitz schützen. Oder Sie haben Belastungen (durch Gifte, Elektrosmog, Farben) in Ihrem Zuhause festgestellt und möchten eine Reinigung durchführen. Schützen Sie sich vor Luftverschmutzung oder anderen Verunreinigungen oder Belastungen. Für Ihr Auto können Sie ein Ziel formulieren, welches Benzin sparen hilft.

Mobilfunk und Elektrosmog

Sie mögen jetzt einwenden: Wie soll ich mich vor Strahlung schützen, wenn CreaDionik auf dem Handy arbeitet und ich mich dadurch der Strahlung aussetze? Ich nehme diese Frage gleich vorweg, auch wenn CreaDionik im späteren Teil behandelt wird. Nun, ganz einfach: Es geschieht immer so, wie Sie glauben! Sind Sie der Meinung, das Handy würde Sie belasten, dann geben Sie eine Affirmation ein, die sagt: „Ich bin geschützt vor jeglicher Belastung durch Elektrosmog oder sonstiger Strahlung. Die Strahlung des Handys bringt mir nur positive Schwingungen und unterstützt mich optimal." Zudem, liebe Anwender, haben wir dauerhaft in CreaDionik einprogrammiert: „All dies zum Wohle des Ganzen!" Damit sind Sie immer auf der sicheren Seite. Folgendes möchte ich noch erwähnen: Wenn man Elektrosmog in Radionik eingibt, so ist das physisch nachweisbare und messbare Feld im Raum nicht verschwunden. Aber die Schwingungen, die Sie krank machen würden, kommen nicht mehr bei Ihnen an. Das ist wichtig zu wissen, sonst misst irgendeiner nach (darf er ja auch!) und sagt dann, so eine Lügerei, es hat sich doch nichts geändert. Doch, es hat sich etwas geändert im morphogenetischen Feld.

Gesundes Wasser

Was trinken Sie eigentlich? Gutes Wasser? Energetisieren Sie Ihr Trinkwasser. Oder das Wasser, mit dem Sie Ihre Pflanzen gießen. Oder Ihren Teich im Garten.

Haben Sie keine Ziele?

Lachen Sie nicht! Die meisten Menschen haben wirklich keine Ziele! Das ist furchtbar! Wie soll das Universum etwas bringen, wenn wir nicht wissen, was wir bestellen sollen? Sichten Sie Ihre Ziele, wenn Sie dies noch nicht getan haben sollten. Ein Mensch ohne Ziele hat seine Macht abgegeben an die, die Ziele haben!

Und noch mehr?

Radionik ist ein Gebiet der unbegrenzten Möglichkeiten. Lassen Sie Ihre Kreativität und Phantasie spielen! Ihnen wird noch vieles mehr einfallen, je länger Sie mit Radionik arbeiten werden. Alles, was Sie glauben können und von dem Sie überzeugt sind, wird in Ihr Leben treten. Hoffen und Ängste allerdings mögen Ziele zerstören. Sollten Sie nicht glauben können, was Sie da lesen, wie wäre es dann, Sie behandeln Ihren Unglauben mit Radionik? Schon in der Bibel steht: „Euch geschehe nach eurem Glauben.“ Dem Universum ist es vollkommen egal, ob Sie glauben und was Sie glauben!

Analyse mit Radionik

Eine Analyse mit Hilfe von Radionik wird für Sie – falls Sie ein Neuling auf diesem Gebiet sind – eine komplett neue Erfahrung werden. Es ist eine Methode, die wir nicht mit unseren fünf Sinnen erfahren können, da das Procedere, also die Analyse, im für uns Menschen unsichtbaren Bereich abläuft. Auch unsere Gedanken laufen in einem für uns unsichtbaren Bereich ab und wir „sehen“ sie erst, wenn das Ergebnis sich in der sichtbaren Welt manifestiert hat. Wir wissen, wie mächtig Gedanken sind, ja sie sind das mächtigste Werkzeug, welches wir Menschen haben. An dem Vorhandensein unserer Gedanken als solches zweifeln wir nicht, höchstens an der Qualität derselben. Die Analyse der Radionik ist eine unbestechliche „Instanz“, neutral und losgelöst von unseren Gedanken und von unserem Ego. In unsere an Geld, Macht und Beeinflussung ausgerichtete Gesellschaft passt verständlicherweise so ein System gar nicht hinein! Die alte Wissenschaft lehnt Radionik als Humbug ab und die große „Liga“, die mit Krankheit und psychischen Problemen der Menschen Geld verdient, mag so etwas schon ganz und gar nicht auf dem Markt haben. Mit Radionik kommen die Menschen nämlich wieder einen Schritt näher in ihre eigene Macht und Selbstverantwortung, die man uns allen doch so gerne absprechen möchte. Nur ein unmündiger Bürger ist ein guter Bürger, denn einen unmündigen Menschen kann man von vorne bis hinten beeinflussen und bei dem kann man mit Angst große Geschäfte machen. Klar, dass immer wieder gegen Radionik geschossen und argumentiert wird. Doch die Radionik ist immer noch da und sie ist nicht klein zu bekommen! Der Wandel des Denkens und der Wandel im Handeln hat auf unserer Erde schon eingesetzt, anfangs waren es wenige, nun werden es immer mehr, die endlich die richtigen Fragen stellen und sagen: So kann es mit uns und unserer Welt nicht weitergehen! Es kann auch nicht mehr so weitergehen, dass immer mehr Menschen chronisch krank sind, und das trotz aller angeblicher Fortschritte in Medizin und Technik. Das passt doch alles nicht mehr zusammen. Es passt nur dann zusammen, wenn das große Ziel einiger weniger „Macher“ das große Geldverdienen ist. Mit Radionik kann man keine großen Geschäfte machen, denn Radionik bringt den Menschen in seine Selbstverantwortung und macht ihn mündig, sein Leben selbst wieder in die Hand zu nehmen. Das kann den „Machern“ nicht gefallen. Wenn wir also negative und belächelnde Meinungen über die Radionik hören, so sollten wir immer hinterfragen: Wer lächelt darüber? Wer sagt uns das? Und warum? Und nicht zuletzt ist es nur eine Meinung, und von Meinungen und Urteilen wissen wir: Sie teilen, sie gehören nicht zur Matrix und zum Universum.

Was macht nun die Analyse der Radionik mit uns? Radionik „fährt“ Ihr morphogenetisches Feld ab oder mit anderen Worten: Radionik untersucht Ihre Körper und Ihre Aura, also alle Körper, nicht nur den physischen und sichtbaren Körper, denn wir wissen, alles ist eine Einheit, der eine Körper kann nicht ohne den anderen leben. Alle Körper sind miteinander verbunden und wenn ein Körper im Ungleichgewicht ist, so sind es auch die anderen. Radionik nimmt eine Bestandsanalyse von Ihrem jetzigen Zustand vor. Da die Radionik eine neutrale Instanz ist, erhalten wir in der Analyse eine sehr objektive Aussage über uns. Das Besondere an Radionik ist, dass dies ohne weitere Hilfsmittel geschieht. Was meine ich mit „Hilfsmitteln“? Da ich Geopathologin bin, arbeite ich auch mit dem Tensor, dem Pendel oder der Rute. Der Tensor ist ein Hilfsmittel, welches mich dabei unterstützt, Störzonen zu finden. Ich könnte die Suche von Störzonen genauso gut mit Radionik vornehmen. Ebenso verhält es sich in der Kinesiologie. Die Kinesiologie arbeitet mit den Muskeln des Menschen. Die Widerstandskraft des Muskels gibt Anzeichen über eine gute oder weniger gute Situation. Ein Beispiel: Sie stellen sich hin und strecken Ihren einen Arm waagerecht seitlich aus und halten ihn ausgestreckt. Sie behaupten nun laut: „Ich bin 30 Jahre alt“ und Sie sind in Wirklichkeit gerade 50 Jahre alt geworden. Ihre Freundin versucht, während Sie diese Aussage machen, Ihren Arm nach unten zu drücken. Sprechen Sie die Wahrheit, so können Sie den Arm trotz des Drucks Ihrer Freundin auf Ihren Arm ausgestreckt halten. Lügen Sie, dann kann die Freundin den Arm wie Butter nach unten drücken. Woher weiß der Arm nun, dass Sie lügen? Ihr Arm und jeder seiner „Teile“ weiß dies deshalb so genau, weil wir Menschen holographisch sind, das heißt, jeder einzelne Teil von uns beinhaltet alles von uns und das gesamte Universum. Also weiß der Arm, dass der Kopf lügt. Es gibt viele andere Methoden, die mit Hilfsmitteln arbeiten, zum Beispiel die Bioresonanz, die Elektroakupunktur oder die Akupunktur überhaupt. Natürlich können der Basisausstattung der Radionik auch Zusatzteile zugeschaltet werden, die die Analyse verfeinern oder spezialisieren. Diese zusätzlichen Hilfsmittel oder zusätzlichen Geräte können, müssen aber nicht der Radionik angeschlossen werden. Es genügt allein die Verbindung über das Quantenmeer von Ihnen zur Radionik. Allein die Gedanken von Ihnen zur Radionik lassen die Radionik Sie als einmaliges Wesen erkennen, welches nur Sie und nur Sie sein können.

Da die Radionik alle Ihre Körper in der Analyse erstellt und da Radionik in der Zeitlosigkeit arbeitet, erfahren Sie Dinge, an die Sie gar nicht dachten oder die Ihnen gar nicht bewusst waren. Es kommt Verborgenes oder Verstecktes zum Vorschein. Wenn man die allerersten Ergebnisse der allerersten Analyse in Händen hält, so mag das alles unglaublich sein. Ich erinnere mich noch sehr gut an mein erstes Mal und dachte mir: „Also das da bin ich doch nicht und das bin ich auch nicht. Das stimmt doch gar nicht!“ Heute, nach zehn Jahren Radionik-Anwendung kann ich Ihnen versichern: Und wie das alles stimmt! Damals war es mein Ego, das einfach nicht zulassen wollte, dass ich Schwächen oder Probleme hatte. Ich doch nicht! Mein Ego ist inzwischen sehr still geworden und mein Bauchgefühl oder mein drittes Auge bestätigen mir: Die Analyse mit Radionik stimmt immer! Beobachten Sie sich selbst bei der ersten Analyse. Das Ego wird alles dafür tun, um die Macht zu behalten. Mit Radionik kommt der Verstand nicht klar, er kommt an seine Grenzen! In jeder Radionik sind Analysegruppen und Datensätze vorhanden.

Die Datensätze können je nach Schwerpunkt des Radionik-Gerätes variieren. Die einen Anwender haben ihren Schwerpunkt in rein medizinischen Themen, dies können Ärzte oder Heilpraktiker sein. Andere verwenden die Radionik für Unternehmen, sie werden andere Datensätze beinhalten. Es ist aber vollkommen egal, welche Analysegruppen in der Radionik eingespeichert sind. Denn alle Ergebnisse der Analyse sind nicht nur wörtlich zu nehmen, sondern vor allem und ganz besonders im übertragenen Sinn zu deuten. Somit lesen wir nicht eins zu eins den Text und haben die Aussage, sondern wir schauen hinter die Aussage. Zudem ist immer zu berücksichtigen, dass die Radionik, weil sie mit dem Quantenfeld verbunden ist und mit dem Quantenfeld arbeitet, immer in der Zeitlosigkeit arbeitet. Dies bedeutet, dass bestimmte Ergebnisse der Analyse die Vergangenheit, die Gegenwart oder die Zukunft der jeweiligen Person oder des Gegenstandes betreffen können. Es können auch im Quantenfeld des Menschen angelegte Möglichkeiten sein, die nicht zum Tragen kommen werden, wenn man mit Radionik die Harmonie wiederherstellt.

Dazu ein Beispiel: Es kommt das Ergebnis: „Verstauchter Fuß". Nun kann das bedeuten, Sie hatten wirklich einen verstauchten Fuß in der Vergangenheit, oder Sie haben ihn gerade jetzt. Es kann aber auch bedeuten, dass Sie unfallgefährdet sind und auf sich aufpassen sollten. Es kann aber auch etwas ganz anderes bedeuten: Ein verstauchter Fuß kann auch der Unwille sein, weiter zu gehen im Leben. An was hält man fest? Wieso weigert man sich, nach vorne zu gehen? Wieso macht man auf krank? Bekommt man mehr Aufmerksamkeit, wenn man krank ist? Und so weiter. Ein einzelnes Ergebnis für sich allein genommen ist immer schwieriger in der Bewertung als eine Menge Einträge oder die gesamte Analyse anzuschauen. Schaut man über die zehn oder die fünfzehn oder noch mehr Punkte der Analyse, dann zeichnet sich ein schon viel deutlicheres Bild der Person oder der Sache ab. Es ist also besonders wichtig, die Ergebnisse sehr offen und überschauend zu betrachten. Manchmal fällt einem erst viel später ein, wenn der Verstand nicht daran denkt, was das wirklich bedeutet. Der Verstand will immer einordnen und sortieren und er hat seine liebe Mühe mit Radionik-Analysen. Und: Der Verstand will immer als Sieger aus einem Umstand hervorgehen, also wird er sich anfänglich widersetzen! Es ist eine Sache der Übung und mit der Zeit geht die Interpretation der Analyse immer schneller vor sich. Ihr Gefühl, also Ihr Bauch, ist der beste Ratgeber. Das, was Ihnen zu einem Punkt in den ersten zehn Sekunden in den Kopf schießt, kommt aus dem Bauch und ist immer richtig!

Das Ergebnis der Analyse ist immer ein Ist-Zustand zu einem bestimmten Moment. Wenn wir unsere Aura permanent sehen könnten (manche können dies), so würden wir die ständig sich ändernden Farben erkennen. Wir sind in jedem Moment unseres Lebens anders, das haben wir gelernt. Wir sind heute anders als morgen und anders als gestern. Die Analyse ist dennoch in sich vollkommen stimmig, da die gefundenen Punkte sich in irgendeiner Form im morphogenetischen Feld der betreffenden Person angelegt haben, auch wenn manche sich nicht in der sichtbaren Welt manifestiert haben oder manifestieren werden. Das ist kein Widerspruch in sich, denn die radionische Besendung bewellt oder beschwingt die gefundenen Punkte sowie unser gesamtes morphogenetisches Feld. Somit passt sich die Radionik immer dem Menschen an und ist immer aktuell in der Energieübertragung zu Ihrem aktuellen „Zustand". Mag sein, die Analyse selbst ist in einer Woche „veraltet", da sich ein paar Punkte ändern, aber das macht überhaupt nichts, denn die Bewellung geht immer auf uns als ganze Einheit aller Körper und somit macht die Radionik unsere ständigen Veränderungen mit und das muss sie auch! Das Schöne ist, dass Sie nicht ständig in der Radionik einen Neulauf machen müssen. Die Beschwingung geht immer auf Ihr morphogenetisches Feld in seinem aktuellen Zustand! Das ist das Wunderbare an der Radionik.

In unserem Radionik-System CreaDionik ist neben der Hauptanalyse auch eine Schnellanalyse vorgesehen. Ich habe keine Kenntnis darüber, ob andere Radionik-Systeme das auch anbieten. Diese Schnellanalyse CreaDionik per Handy hat einen Vorteil: Man kann eben mal schnell eine Situation, eine Sache, auch eine Person checken, das ist wie Hellsehen oder Kartenlegen. Natürlich verbietet es sich von selbst, jemanden auszuspionieren, das käme eh wieder auf einen selbst zurück in negativer Form. Aber man darf durchaus einen Menschen abfragen, vor allem dann, wenn der etwas will und man selbst schon ein komisches Gefühl bei dem Ganzen hat. Das ist dann Schadensbegrenzung oder Schadensvermeidung. Man muss sich nicht ausnutzen oder benutzen lassen. Wenn man den Gedanken schon hat, man müsse mal gucken, wie der oder die tickt, dann ist es meist schon die Warnung des Bauches, Vorsicht walten zu lassen! Ich habe auf diese Weise auch schon ein paar geschäftlich unsaubere Absichten entlarvt und das war zu meinem Schutz. Die Schnellanalyse ist so angelegt, dass man nicht lange den Namen der Person oder der Sache eingeben muss, sondern man denkt an die Person und macht die Schnellanalyse. Da alles im Quantenfeld miteinander verbunden ist, so genügt der Gedanke an die Person oder die Sache und die Verbindung steht. Übrigens kann ich voll bestätigen, dass, wenn man nur aus Neugier eine Person ausspionieren möchte, man verfälschte Ergebnisse erhält. Ich habe das getestet, um die Sicherheit unserer CreaDionik zu prüfen. Das ist auch beim Kartenlegen so oder bei anderen spirituellen Gebieten der Hellsicht. Als ob das Universum hier einen Schutz eingebaut hätte, der Missbrauch unmöglich macht. Zudem haben wir in der CreaDionik dauerhaft den Satz eingebaut: „All dies zum Wohle des Ganzen." Dieser Satz beschützt die Person, die abfragt sowie auch die Person, die abgefragt werden soll. Allein unsere guten oder hinterfotzigen Gedanken lassen das Ergebnis richtig oder falsch werden. Es ist einfach herrlich, mit Radionik zu arbeiten!

In unserem System CreaDionik unterscheiden wir zwischen der Schnellanalyse ohne Eingabe von Namen und der Analyse mit Namenseingabe. Die Analyse mit Namenseingabe wird im Radionik-System belassen und man nimmt die Punkte der Analyse und gibt sie in die Bewellung, Besendung oder Beschwingung, also in die Energieübertragung. Ich weiß, diese Bezeichnungen hören sich etwas seltsam an, aber es gibt keine besseren Worte, um dies auszudrücken. Es werden Wellen gesendet oder es wird Energie gesendet oder es wird Schwingung gesendet. Alle Bezeichnungen sind gleichwertig, aber etwas holprig. In der Bewellung werden nicht nur die Punkte der Analyse „behandelt", sondern der gesamte Mensch mit all seinen Körpern im aktuellen Zustand seines Seins wird mit Energie versorgt. Diese Energieübertragung bringt das In-Form-ations-Feld, welches in Unordnung war, wieder in die Ordnung. Radionik macht Neu-In-Form-ation oder macht Re-In-Form-ation. Der Satz ist zwar in seiner Bauweise nicht schön, aber so wird am besten klar, was gemeint ist: Radionik re-in-form-iert oder neu-in-form-iert!!! Wir erinnern uns: In-Form-ation ist der Schlüssel der Matrix, der den Quanten eine Form in der sichtbaren Welt gibt. Wenn die Information bei einem Menschen durch sein falsches Denken und Fühlen in die Unordnung kam, so stellt Radionik und die Energieübertragung die Ordnung wieder her, indem sie rück-in-form-iert oder re-informiert. Da Radionik mit dem Quantenfeld immer in Verbindung steht und immer mit der eingegebenen Person in Verbindung steht, weiß die Radionik, welche Ordnung sein sollte. Zu dieser Ordnung können wir dann zusätzlich unsere speziellen Ziele hinzufügen. So werden diese Ziele durch die Energie, die ins Quantenfeld gesendet wird, in der Erreichung durch Radionik unterstützt. Radionik ist unser Assistent, der ständig Energie ins Quantenfeld sendet, so lange, bis sich das Ziel manifestiert hat. Wir könnten dies auch alles selbst tun, indem wir stündlich und nur positiv unser Ziel programmieren, also bewusst an das Ziel denken. Wir könnten uns auch selbst wieder in die Ordnung bringen ohne Radionik, indem wir nur positiv, aufbauend, nicht verurteilend, lichte Gedanken hegend den ganzen Tag verbringen, ohne negative Worte, ohne Stress, ohne böse Absichten, und so weiter. Schaffen wir dies? Ich glaube nein. Ein Eremit oder ein Mönch in einem Kloster in Tibet kann dies. Er ist abgeschottet vom Rest der Welt und hat Zeit und Ruhe, sich um seine Seele zu kümmern. Und selbst, wenn wir all diese Zeit uns nehmen würden, so müssten wir alle diese Einflüsse, die in unser Leben treten, abschotten. Einflüsse wie Fernsehen, Zeitung, andere Menschen, die Familie, der Arbeitsplatz, die Politik, die Wirtschaft, die Kriege und Unglücke, einfach alles müsste eliminiert werden. Also doch auf die einsame Insel? Ich meine damit, dass wir ständigen Einflüssen rund um die Uhr und auch noch nachts beim Schlafen ausgesetzt sind. Das können wir nicht abschotten. So ist die Radionik eine echte Hilfe und Unterstützung, indem man seine Ziele, Zustände und Wünsche an die Radionik delegiert. Die Radionik „bearbeitet" uns rund um die Uhr und wie bei einer Zwiebel fängt sie mit unseren derben äußeren Schalen an, geht dann immer weiter durch alle Schichten bis in die tiefsten und feinsten Stellen unseren Bewussten und Unbewussten. Sie räumt auf. Sie räumt auch das auf, von dem wir gar nicht wissen, dass wir es haben. Und indem die Radionik permanent aufräumt für uns, wird Energie frei in uns für neue Pläne, neue Ziele oder neue Sichtweisen. Und so geht das immer weiter! Nach einiger Zeit merkt man, dass irdische Dinge zwar immer noch ihre lebensnotwendige Bedeutung haben, aber dass gerade die unsichtbaren Dinge wie der Geist und die Seele, das Wissen und das Hinterfragen an Bedeutung gewinnen. Dies kann ich zumindest nach zehn Jahren immer stärker bestätigen. Radionik packt uns nicht in Watte. Es werden Dinge an die Oberfläche kommen, die uns sehr überraschen werden. Es werden Menschen unser Leben verlassen und neue Menschen werden in unser Leben eintreten. Das liegt an unserer höher werdenden Schwingung.

Auf einmal fällt uns auf, dass dieser oder jener Mensch gar nicht zu uns passt und man fragt sich: „Wieso sehe ich das erst jetzt?" Weil uns Radionik die Augen öffnet. Weil der Zeitpunkt vorher einfach nicht der richtige gewesen wäre. Wir begegnen Menschen, mit denen wir lange freundschaftlich verbunden waren, auch wenn jene sich andere Lebensziele gesetzt haben, und stellen auf einmal fest, dass diese Freundschaft oder Bekanntschaft vor dem Aus steht. Man kennt sich lange, und trotzdem fühlt man sich auf einmal ihnen gegenüber fremd. Das ist ein Zeichen für das Erwachen! Wir fangen an zu spüren, dass unsere alte Identität nur eine Maske war, die jetzt bröckelt. Wir wissen, dass wir diese Identität nur aufrecht erhalten haben, um das irdische Leben mit seinen ganzen Verknüpfungen und Verflechtungen zu leben. Immer mehr kommt die Wirklichkeit und die Wahrheit der Seele zum Vorschein. Die Empfindungen, die mit diesem Ablösen und Trennungen einhergehen, sind vielfältig und sehr gemischt. Man fühlt sich verunsichert, versteht dieses Gefühl nicht, man schwankt zwischen Lachen und tiefer Traurigkeit. Manchmal gesellen sich noch Angst und Ratlosigkeit hinzu. Man fühlt sich ohnmächtig. Kämpfen wir nicht gegen diese Transformation, auch wenn uns die Trennung von einem lieb gewonnenen Freund anfangs weh tut. Nehmen wir diesen Prozess als Reifung der Seele dankbar an. Die Tür beginnt sich zu öffnen. Da ist es ganz natürlich und verständlich, dass wir gefühlsmäßig durcheinander sind. Immer wieder werden uns Zwiespalt, Irrtum, Verwirrung und schwankende Gefühle heimsuchen. Es dient unserer Reifung, zu erkennen, was wahr ist und was unwahr ist, was aus der Seele eines Menschen oder aus seinem Verstand kommt.

Haften Sie bitte nicht an den Wünschen in der Materie fest, lassen Sie diese immer mehr los. Das soll nicht heißen, dass Sie sich keinen Wunsch mehr erfüllen dürfen, es soll sagen: Geben Sie diesen Dingen eine andere Wertigkeit. Bislang meinen Sie doch, nur glücklich sein zu können, wenn dieser oder jener Mensch bei Ihnen ist, oder wenn Sie dieses oder jenes gekauft haben. Es sind alles nur Trugbilder, die uns vermitteln sollen, in der Materie verhaftet zu bleiben und unser Bewusstsein nicht zu erweitern. Es sind falsche Abhängigkeiten, Abhängigkeiten von Personen oder von Dingen, die in der letzten Instanz uns dann irgendwann enttäuschen, weil sie nicht das leben oder geben, was wir erwarten. Lassen Sie diesen Zwang los, er kommt nur von Ihrem Ego, aber niemals aus Ihrer Seele. Glück findet nicht im Außen statt, sondern nur tief im Innern. Erst, wenn Sie sich voll und ganz angenommen haben und sich lieben, wie Sie sind, dann ist der glückliche Zustand auch im Außen erreichbar. Alle Wünsche in der Materie sind Trugbilder, die nicht unser eigener innerster Wunsch sind, sondern die von anderen in uns geweckt werden. Diese Trugbilder bringen uns immer wieder in die Enttäuschung. Die wahren Wünsche sind nicht die, die uns die Medien oder die Wirtschaft vermitteln wollen. Letztendlich reden uns andere ein, was wir brauchen, um glücklich zu sein. Wir haben die Macht an andere abgegeben. Unsere wahren Wünsche aber können nur die sein, die aus uns heraus kommen. Nur wir allein können wissen, was uns glücklich und zufrieden macht.

Wenn wir diesen Weg der Bewusstwerdung gehen, werden wir in uns selbst sterben und gleichzeitig neu geboren werden. Sterben bedeutet hier, wir verlassen das alte Schwingungsmuster, da die Radionik unsere Schwingung permanent erhöht. Neu geboren werden bedeutet, wir gelangen in ein neues, feinstofflicheres und durchlässigeres Sein. Bis dahin führen wir einen Kampf mit uns selbst, denn unser Ego will weiterhin das Sagen haben und hat Angst um seine Vormachtstellung. Sie werden in den Spiegel schauen und meinen, sich nicht mehr zu kennen. Das ist gut so! Das ist die allerbeste Bestätigung, dass Sie auf dem richtigen Weg Ihrer Seele sind. Das ist das Sterben des Alten in Ihnen.

Mit Radionik werden Sie in eine Umbauphase Ihres Geistes und Ihres Körpers kommen. Gehen Sie liebevoll mit sich um, es ist ein heftiger Prozess der Reinigung und der Neufindung. Sie selbst haben sich für dieses Leben mit Ihrem Verstand Bilder und Vorstellungen geschaffen, die Ihren vermeintlichen Idealen entsprechen. Nun entdecken Sie auf einmal um sich herum neue Qualitäten und Ziele, die so gar nicht mehr mit Ihren alten Vorstellungen übereinstimmen. Lassen Sie Ihre alten Ziele und Vorgaben los und gehen Sie in den Fluss des Lebens. Seien Sie gnädig und verständnisvoll mit sich selbst. Denn es waren nur Sie allein, die diese Schöpfungen in Ihr Leben gezogen haben. Noch sind Sie Ihren oftmals negativen Schöpfungen ausgeliefert. Nun liegt es an Ihnen, die alten Schöpfungen in neue, bessere und lichtvollere umzuwandeln. Sterben wird sowieso nur das, was Ihren wahren und echten Wünschen und Sehnen nicht entspricht.

Nun habe ich einen kleinen Ausblick gegeben, was da alles auf Sie zukommen kann. Seien Sie versichert: Sie erhalten immer nur so viel an Aufgaben und Prüfungen, wie Sie ertragen können. Niemand wird überfordert. Die Erhöhung der Schwingung durch Radionik ist ein wundervoller Prozess. Zu diesem Prozess gehört aber auch, erst das Negative und Alte, das Sture und Festgefahrene aufzulösen. Wie in der Homöopathie mag eine Erstverschlimmerung eintreten, bevor es besser und besser wird. Das ist meine langjährige Erfahrung. Und ich möchte nichts von meinen Erfahrungen missen. Sie haben mich alle dahin gebracht, wo ich heute stehe. Und dafür bin ich dankbar.

Warum funktioniert Radionik?

Warum funktioniert ein Pendel? Warum funktioniert Geistheilung? Warum funktioniert Fernheilung? Warum funktioniert Kinesiologie? Warum? Alle diese Methoden funktionieren, weil sie alle mit der Matrix, dem Feld oder dem Quantenfeld arbeiten! So einfach und doch so schwer zu verstehen für unseren limitierten Verstand! Es sind die Quantenenergien mit ihren merkwürdigen und wundersamen Eigenschaften! Quantenenergie kann in zwei unterschiedlichen Zuständen existieren: als Teilchen und als Welle. Energie ist in jeder der beiden Darstellungsformen enthalten, aber eben unterschiedlich. Denken wir an das Doppelspaltexperiment. Ein Quant oder ein Quantenteilchen kann sich an einem einzigen Ort aufhalten oder gleichzeitig an zwei Orten, oder an drei Orten oder an viele Orten gleichzeitig. Egal, wie weit sie voneinander entfernt sind, sie verhalten sich immer so, als wären sie miteinander unmittelbar verbunden. Es gibt keine Zeit in den Quantenenergien und im Quantenmeer. Die Quanten reden miteinander in allen Zeiten und es ist vollkommen egal, ob es unsere Vergangenheit, unsere Gegenwart oder unsere Zukunft betrifft. Ein Quantenteilchen lebt immer im Hier und im Jetzt. Zeit ist für sie nicht existent. Nur wir Menschen haben das Zeitgerüst!

Das Ganze ist deshalb so spannend, weil wir Menschen aus den gleichen Quantenteilchen bestehen! Wir sind wie sie, wir können hier sein und dort sein, wir sind miteinander verbunden, wir existieren immer im Jetzt! Auch wir haben ein wundersames Verhalten, ganz wie die Quanten! Ich meine damit nicht das sonderbare menschliche Verhalten! Aber wenn wir aus diesen Teilchen bestehen und diese Teilchen verhalten sich sonderbar, dann ist doch die logische Schlussfolgerung, dass auch wir uns so verhalten können. Wenn diese Teilchen von Raum und Zeit frei sind, dann sind auch wir es! Der einzige Unterschied ist, dass wir aus sehr vielen solcher Teilchen bestehen und nicht nur ein einziges Teilchen sind. In der Quantentheorie sind die Quanten alle Möglichkeiten, die es gibt in der Matrix. Wir als Menschen fahren ein „Programm“, das auf unseren Überzeugungen beruht und übersetzen diese Quanten und damit auch uns in diese Welt oder in diese Realität.

Es gibt zwei Quantentheorien, die zwei Möglichkeiten implizieren: Entweder können alle möglichen Realitäten parallel existieren und unser Bewusstsein, unsere Überzeugung sucht sich eine Möglichkeit heraus und lässt diese dann Realität werden, wobei die anderen Möglichkeiten dann verschwinden. Oder aber alles, was möglich ist, existiert auch, passiert in unzählig vielen Parallel-Universen. Dann wäre diese Erde hier und wir eine Simulation und wir würden in einem riesengroßen Superhologramm leben. Für unser Thema der Radionik spielt das eine nebengeordnete Rolle. Wichtig ist nur, dass wir uns mit unseren Überzeugungen eine Realität schaffen, in der wir leben. Wir „holen“ uns aus dem Quantenmeer der Möglichkeiten eine Realität.

Die Radionik ist ein Programm, welches uns als Quantenteilchen mit der Matrix, dem einen Feld, verbindet, in dem alle Möglichkeiten von Realitäten angelegt sind. Da Quantenteilchen überall sein können, an einem Ort, an vielen Orten, so ist das Programm der Radionik immer mit uns verbunden, sobald wir einmal im Radionik-Programm erfasst sind. Radionik ist eine Stütze, eine Krücke, die uns hilft, aus dem Quantenmeer der Möglichkeiten die beste Realität für uns herauszuholen, umzusetzen und in unsere Realität zu bringen. Oder noch bildlicher ausgedrückt: Unsere Quanten sind in uns, wir sind unsere Quantenteilchen und unsere Quanten sind gleichzeitig durch unsere Erlaubnis und Zustimmung in der Radionik. Sie sind hier und sie sind dort. Wenn ein Quantenteilchen in uns sich verändert, dann verändern sich alle unsere Quantenteilchen, die, die in uns sind und auch die, die in der Radionik von uns sind. Wir sind holographisch. Wenn uns die Radionik ein anderes oder neues, verändertes Quantenteilchen schickt, so verändern sich alle unsere Teilchen in der Radionik und auch gleichzeitig alle unsere Quantenteilchen in uns. Wir sind mit unseren Quantenteilchen im ständigen Austausch zwischen uns und der Radionik und natürlich über allem stehend mit der Matrix, mit dem Quantenmeer. Unsere Quantenteilchen sind wie Ping-Pong-Bälle, sie sind in der Radionik und sie sind in uns, sie gehen von der Radionik zu uns und von uns zur Radionik. Das ist sehr simpel ausgedrückt, denn sie gehen nicht, sie fliegen nicht, sie sind einfach da und dort. Es gibt keinen Raum für die Quantenteilchen. Es gibt keine Zeit für die Quantenteilchen. Somit ist es logisch, dass wir die Vergangenheit, die es nicht gibt, ändern können, um das Jetzt zu beeinflussen. Wir können auch damit die Zukunft ändern, die es nicht gibt. Alles geschieht im Jetzt! Es geschieht immer alles im Jetzt!!! Es war nie anders, nur wir haben falsch gedacht. Wir sind immer mit dem Quantenmeer verbunden, die Radionik ist immer mit uns verbunden und mit dem Quantenmeer verbunden. Die Radionik in-form-iert uns neu oder re-in-formiert uns. Durch ein reinformiertes Quantenteilchen, welches zu uns gehört und uns ausmacht, verfügen die anderen Quantenteilchen in uns sofort über das neue „Wissen“. Dieses reinformierte Quantenteilchen schwingt höher als im „ungeordneten“, alten Zustand. Wenn ein Teilchen höher schwingt, dann schwingen auch sofort alle unsere anderen Quantenteilchen höher, und so setzt sich das immer weiter fort.

Die Materie schwingt am niedrigsten, am langsamsten, deshalb scheint sie uns fest zu sein, was nicht stimmt. Sie schwingt, sie ist voller Energie, aber eben nur sehr langsam. Unser Körper ist langsam schwingende Energie. Wenn unsere Quantenteilchen nun höher schwingen, dann schwingt der gesamte physische Körper höher. Eine höhere Schwingung ist immer eine „gesunde“ Schwingung. Wenn unser Körper in neue Schwingungsfrequenzen kommt, so verschwinden Unpässlichkeiten oder Krankheiten, falsche Denkweisen oder psychische Probleme, weil die neue Schwingung nicht mehr zu dieser alten Schwingung der Problematik passt. Die alten „Dinger“ gehen schwingungsmäßig dann einfach an uns vorbei! Nehmen wir das schon erwähnte Beispiel der Grippe: Wir sagten,

wenn wir uns eine Grippe „holen", dann sind wir so in-form-iert, wie die, die die Grippe haben. „So informiert sein" bedeutet nichts anderes als: Wir schwingen auf gleicher Frequenz wie die Grippefälle. Erhöhen wir unsere Schwingung durch Radionik, geht diese Grippe an uns vorbei.
In der Radionik wird alles positiv formuliert. Es gibt kein „Nein" und kein „Nicht", auch nicht Worte wie schlecht und falsch. Die Radionik und wir als Quantenteilchen sind mit dem Quantenmeer und der Fülle der Möglichkeiten verbunden. In den Quanten sind alle Möglichkeiten angelegt. Da wir uns nur noch positive und aufbauende Lebensinhalte holen möchten, haben negative Sichtweisen oder Verneinungen einfach keinen Platz. Das Universum ist perfekt und positiv! Und wir streben mit Hilfe der Radionik danach, dieses positive Denken wieder zu erlernen. Oder sagen wir es schöner: Unsere Seele weiß das alles schon, nur wir Menschen mit unserem Verstandesdenken haben es kurzzeitig vergessen. Radionik hilft uns, uns an unsere Seele und an unser Wissen wieder zu erinnern. Ich sage „erinnern", nicht „erlernen". Wir haben alles schon in uns, wir müssen nur ein paar Trümmer beseitigen, dann kommt alles wieder ans Licht. Radionik ist somit Ihr Turbo, Ihr Katalysator, Ihr Beschleuniger. Ich möchte fast mit einem Lächeln sagen: Radionik ist unser Quantenteilchenbeschleuniger!!! ☺ ☺ ☺

Die Quantentheorie hat sich seit circa einhundert Jahren in Theorie und Praxis bewährt. Wir reden hier nicht über irgendeinen Hokuspokus, wie uns gewisse Lager der Wissenschaft immer wieder aufdrücken und einreden wollen! Unzählige Versuche wurden durchgeführt und bestätigten die Quantentheorie immer wieder aufs Neue. Die Quantenphysik ist die Grundlage für viele technische Errungenschaften unseres Lebens, gute und weniger „gute" Errungenschaften. Dazu gehören der Fernseher und der Computer, aber auch hochmoderne und schreckliche Waffen.

Selbst auf die Gefahr hin, dass ich jetzt Ihre Geduld strapaziere, so möchte ich doch noch einmal auf das Doppelspaltexperiment zurückkommen. Dieses Experiment hat meines Wissens nach den Anstoß zur Quantentheorie gegeben. Es war ein Engländer, der Arzt und Physiker war, ein Mann namens Thomas Young. Er wollte ursprünglich nachweisen, dass das Licht eine Welle ist. Nach dem Experiment allerdings war klar, dass das Licht beides ist, Welle und Teilchen zugleich! Die Konsequenzen aus dem Doppelspaltexperiment haben unsere Sicht von der Welt vollkommen auf den Kopf gestellt und unser Weltbild radikal verändert!!! Halten wir uns immer und ständig vor Augen, dass alles, wirklich alles im Universum, ob dies Bäume, Tiere, Pflanzen, Steine, Häuser, Autos, Tische, Stühle, Menschen, Planeten, Sonnen, Sterne sind, aus Quantenteilchen besteht. Halten wir fest, dass die gesamte Materie, alle Energieformen, auch das Denken und Fühlen des Menschen, unser Hirn (!), der Fernseher, der Computer, einfach alles aus Quantenprozessen, die ablaufen, besteht. Halten wir als absolut bedeutend fest, dass der Geist die Materie beherrscht und unsere Realität schafft. Halten wir fest, auch wenn ich mich wiederhole, dass es Raum und Zeit im eigentlichen Sinn nicht gibt, dass dies nur eine Illusion unseres Verstandes oder unseres Geistes ist, unserer Überzeugungen oder was auch immer. Radionik läuft ebenso in Quantenprozessen ab wie wir Menschen oder wie ein Computer, wie alles in diesem Universum.

Wie kann das menschliche Bewusstsein auf die Quantenwelt einwirken? Erschaffen wir Menschen mit unserem Geist erst durch das Beobachten die Realität? Unser Hirn, unser Geist kann doch nur mit den Quantenteilchen in Verbindung treten, wenn er selbst aus Quantenteilchen besteht. Wie sonst könnte er mit ihnen kommunizieren? Da Quantenteilchen überall sind und alle Quantenteilchen mit jedem einzelnen Quantenteilchen verbunden sind, so ist es theoretisch und auch praktisch möglich, mit einem Quantenteilchen, welches sich gerade im Andromeda-Nebel aufhält, zu kommunizieren, oder nicht? Da das Universum nicht leer ist, sondern voller Quantenteilchen, die überall sind, meinen wir Menschen wirklich, wir seien allein im Universum? Nun, diese Frage gehört nicht in dieses Buch, dennoch möchte ich fragen: Wäre es nicht eine unmögliche Platzverschwendung, wenn wir Menschen die einzigen dieser Art im Universum wären?

Jedes Quantenteilchen befindet sich bis zu seiner Beobachtung im Quantenmeer oder sagen wir etwas einfacher in einer nicht sichtbaren Welt oder Zwischenwelt. In dieser Welt hat es unzählige Doppelgänger mit allen Möglichkeiten. In dem Moment, in dem wir beobachten, schöpfen wir. Wir erschaffen. Wir sind mächtige göttliche Geistwesen. Die Macht, die wir in uns tragen, gibt es auf dieser Erde nicht; nichts auf diesem Planeten kann so mächtig sein, als dass es diese uns inne liegende Kraft nur annähernd erreichen könnte. Wir verfügen über alle Kraft, die wir brauchen, um alle gewünschten Veränderungen herbeizuführen. Eine Veränderung führen wir mit unserem Bewusstsein und mit unseren Überzeugungen herbei. Alles, auf was wir unsere Beobachtung oder unsere Aufmerksamkeit richten, ziehen wir in unser Leben. Das bedeutet, dass wir für jedes Problem und für jede Schwierigkeit auch die Lösung in uns tragen. Wir ändern ein Problem oder lösen es auf, indem wir unsere innere Einstellung und unsere Überzeugung verändern. Deswegen formulieren wir in der Radionik alle Ziele als bereits erreicht. Wir formulieren immer so, als ob das Gewünschte schon in unserem Leben sichtbar wäre. Im Grunde ist das Gewünschte auch schon da, wenn wir in unserer festen Überzeugung bleiben, dass es so ist. Hoffen heißt nicht glauben. Hoffen und Ängste zerstören das Gewünschte; es wird nicht eintreten oder es wird sich verzögern. Wir Menschen bestehen aus voller Imagination, also aus voller Vorstellungskraft. Alles, was wir glauben können, wird in die Realität kommen, alles, was wir nicht glauben können, wird auch nicht eintreten. Jesus sprach: „Euch geschehe nach eurem Glauben.“ Wäre die Bibel nicht so entstellt und verfälscht worden, wir wüssten um die richtige Art des Betens. So aber wurde im Laufe der Jahrhunderte alles daran gesetzt, uns unwissend zu halten und als minderwertig zu behandeln. Im Grunde genommen ist Radionik eine Art des Betens, des richtigen Betens. Jesus sprach: „Bittet, und euch wird gegeben!“ Natürlich wurden die wichtigsten Aussagen um diesen

Satz herum entfernt, so dass wir bis heute nicht wissen oder wussten, wie richtiges Beten funktioniert. Das richtige Beten ist genau die Form, in der wir die Ziele formulieren: Man stellt sich einen Wunsch als bereits erfüllt vor, geht mit seinem Gefühl in den wunderbaren Zustand, diesen Wunsch nun in seinem Leben erfüllt zu wissen und bedankt sich! Deswegen funktionierte all die Jahrhunderte das Beten nicht, weil wir falsch beteten. So wurde die Kirche als Institution dazwischen geschaltet, die wir angeblich bräuchten auf unserem Weg zu Gott. Aber mit der Schaffung der Kirchen wurde auch nichts besser, denn das richtige Beten wurde uns nicht gelehrt. Durch diese bewusste Verfälschung der ursprünglichen Lehren Jesu hat es sehr lange gedauert, bis dieses Wissen wieder an die Oberfläche kommen konnte. Und es kommt immer mehr Wissen an die Oberfläche. Die Veränderung auf unserer Erde lässt sich nicht mehr aufhalten. Wir werden uns immer mehr bewusst, dass wir herrliche, mächtige, ewige und wunderbare Geistwesen in einem menschlichen Körper sind! Das Geheimnis des richtigen Betens ist, sich seinen Herzenswunsch immer wieder als erfüllt vorzustellen und fest daran zu glauben, dass es so ist. Es wird dann so sein! Mit Hilfe unserer Imagination, das heißt, unserer Vorstellungskraft, bringen wir den Wunsch in die Realität. Radionik hilft uns dabei und beschleunigt den gesamten Prozess von der Wunschformulierung bis zur Wunscherfüllung. Durch den Rhythmus der Übertragung der Radionik wird der Wunsch immer und immer wieder in das Feld oder in die Matrix geschickt. Das Wunderbare an Radionik ist, dass Radionik keine Zweifel und Ängste hat wie wir Menschen. Das, was wir Menschen mit unseren Zweifeln zerstören, kann mit Radionik einfach nicht passieren. Zudem wissen wir, dass die Radionik unser Ziel immer wieder in die Matrix schickt. Dieses Wissen stärkt uns und lässt uns positiv denken, was zu einer schnelleren Wunscherfüllung führt. Und unsere Ängste können wir mit der Radionik auch gleich auflösen lassen! Radionik irrt nicht, zweifelt nicht, hat keine Ängste, keine Sorgen, ist neutral und erfüllt zuverlässig für uns ihren Dienst! Wir haben einen verlässlichen Helfer an unserer Seite. Wenn Sie allerdings an der Radionik selbst nach allem, was

Sie nun darüber gelesen haben, immer noch Zweifel haben, dann sollten Sie sich einen anderen Weg suchen, dann ist die Radionik einfach nicht Ihr Weg! Da bringt es nichts, Überzeugungsarbeit zu leisten, denn gemäß Ihrem Glauben wird sich sicher nichts tun! „Euch geschehe nach eurem Glauben!" In so einem Fall würden Ihre Überzeugungen, dass Radionik Humbug ist, alles zunichte machen.
Wir sind aktive Teilnehmer im Universum und Radionik ist unser Helfer. So weit, so gut. Es gibt einen sehr wichtigen Unterschied, ob man auf ein Ziel hinarbeitet oder ob man sich so verhält, als ob das Ziel bereits erfüllt ist. Wenn wir auf ein Ziel hinarbeiten, werden wir immer auf dem Weg zu jenem Ziel sein, aber das Ziel selbst nicht erreichen. Wir mögen ein paar Zwischenstationen erreichen, aber nicht das große Endziel. Wir sind immer auf dem Weg und bleiben auf dem Weg. Deswegen ist es sehr wichtig, immer so zu denken und zu fühlen, als ob das Ziel bereits erreicht ist, auch wenn Sie im Außen noch nichts sehen. Denken Sie an unser Beispiel von den glühenden Kohlen. Wenn Sie denken, ich versuche es mal, ich möchte da schon drüber laufen, um mal zu sehen, was passiert, werden Sie sich ganz sicher die Füße verbrennen. Wenn Sie vor dem Start sagen: „Ich bin heil und zügig, unversehrt und mit Leichtigkeit über dieses Stück Weg gegangen" und fest daran glauben (nicht hoffen), dann wird es so sein. Auch wenn ich mich wiederhole, ich möchte nochmals die Aussage Jesu bekräftigen, denn in dieser Aussage steckt alles: „Euch geschehe nach eurem Glauben." Da wir diesen festen Glauben üben müssen, immer und immer wieder, kann uns die Radionik bei diesem Üben sehr helfen. Wir geben dieses Ziel ein und somit haben wir die Gewissheit, dass wir das Ziel des Glaubens erreichen werden. Dieses Wissen gibt uns eine große Kraft!
In dem Moment, in dem wir wirklich tief und fest glauben, werden wir von einem Reagierenden zu einem Akteur! Wir setzen die Ursachen und erhalten die entsprechende Wirkung. Bislang ist es doch meist so, dass wir nur auf Umstände reagieren, von denen wir nicht wussten, dass wir uns diese Umstände selbst ins Leben geholt haben. Als Akteur werden wir zum Schöpfer unseres kleinen Universums!

Unsere Welt, unser Leben, unser Körper, einfach alles in unserem Leben, existieren so, weil wir sie aus dem Meer der Quantenmöglichkeiten ausgewählt haben. Wir haben sie uns imaginiert, also vorgestellt. Durch unser Beobachten wurden sie in unsere Realität gebracht. Wenn wir also etwas in unserem Leben ändern wollen, dann ist es wichtig, diese Dinge zunächst in einem anderen Licht zu betrachten. Wir müssen unsere Beobachtung ändern. Wenn wir ständig an unsere Krankheit denken, dann kann uns die Krankheit nicht verlassen allein durch die Aufmerksamkeit, die wir ihr geben. Wenn uns die Krankheit verlassen soll, so müssen wir unsere Beobachtung auf die Gesundheit richten, auf das optimale Funktionieren der Leber oder des Beines. Das, worauf wir unsere Aufmerksamkeit richten, wird zur Wirklichkeit unserer Welt. Also formulieren wir das Ziel in Radionik: „Ich habe eine gesunde Leber. Ich habe ein gesundes Bein.“ Wir können dies alles selbst tun, wir bräuchten Radionik nicht, wenn wir es auch wirklich konstant täten! Da wir dies aber oft nicht tun, übernimmt die Radionik diese Aufgabe in vollkommener Neutralität. Indem wir und Radionik immer eine gesunde Leber „vor Augen haben“ oder ein gesundes Bein, holen wir uns aus dem Quantenmeer der Möglichkeiten eine neue Realität. Da der Körper eine langsam schwingende Energieform ist und träger reagiert als die Gedanken oder die Gefühle, braucht es einfach Zeit! Diesen Zeitfaktor übernimmt Radionik durch stete Beschwingung oder Bewellung oder Energieübertragung. Es dauert! Das haben wir gelernt. Also dürfen wir nicht erwarten, dass das, was wir über Jahre hinweg uns in den Körper „geholt“ haben, in wenigen Tagen „verschwunden“ ist. Es ist ein langsamer Prozess, aber ein stetiger. Deshalb sollte man Radionik als festen Bestandteil in sein Leben integrieren, das sind zumindest meine Meinung und meine Erfahrung.

Wenn Sie nun die Frage stellen: „Wenn wir aus diesen Quantenteilchen bestehen, also selbst Quantenteilchen sind, wieso können wir Menschen dann nicht auch hier und dort sein, uns schneller als Lichtgeschwindigkeit bewegen?“ Die Antwort lautet: Wir sind das

„Problem“! Wir sind das Problem mit unseren Gedanken und Bewusstseinszuständen. Wir halten uns durch falsches Denken und falsche Überzeugungen dort fest, wo wir gerade sind (oder auch nicht mehr sind). Radionik unterstützt uns, unser falsches Denken loszulassen, uns unserer inne wohnenden Macht immer mehr bewusst zu werden und uns immer schneller und klarer zu unseren Zielen zu tragen. Wir geben unsere Macht damit nicht ab an die Radionik, wir holen uns einen Helfer. Wenn Sie zum ersten Mal über dieses Thema lesen und sich Ihrer Macht nicht bewusst waren, mögen Sie sagen: „Ich habe mir doch diese Krankheit nicht geholt. Ich will sie doch gar nicht. Das kann nicht sein.“ Die Antwort auf Ihre Frage führt uns zu unseren Überzeugungen über die Welt und über uns und unsere Kraft zu wählen. Für welche Möglichkeit entscheiden wir uns? Für welche Wirklichkeit entscheidet sich der Mensch im Krankenbett? Oder sein behandelnder Arzt? Unsere Wirklichkeit ist nichts von „oben“ Vorgegebenes noch etwas Starres oder Unveränderliches. Unsere Wirklichkeit ist formbar.
Einstein sagte irgendwann einmal, dass man ein Problem nicht auf der Denkebene lösen kann, auf der das Problem selbst entstanden ist. Damit hat Herr Einstein vollkommen den Nagel getroffen! Wir können die Wirklichkeit nicht verändern, solange wir in dem gleichen Bewusstsein bleiben, die diese Wirklichkeit erzeugt hat. Um eine neue Möglichkeit auszuwählen, müssen wir sie mit Hilfe der Radionik „festschreiben“, fixieren, festnageln. Radionik powert immer und immer wieder diese neue Wirklichkeit in das Quantenmeer und fixiert sie damit. So kann die Wirklichkeit in unser Leben treten. Die Macht unserer unsichtbaren Körper ist enorm. Nun verstehen Sie, warum ich diesem Thema ein ganzes Kapitel widmete. Alle unsere Körper funktionieren nur zusammen. Wir müssen beim Denken, also beim Mentalkörper ansetzen, denn der Mentalkörper schwingt höher und schneller als der Emotionalkörper oder der physische Körper! Also sollten unsere Ziele in der Radionik auch immer Ziele aus der Denkebene beinhalten und nicht nur auf die Ebene des Körpers oder der Materie gerichtet sein. Das große Ziel hinter allen Zielen ist es, die Illusion zu durchschauen, die unsere

Welt uns zeigt. Alles ist Illusion auf dieser Erde! Nichts ist wie es scheint. Alles ist Maya, Illusion! Wir sind herrliche und mächtige Geistwesen! Wir befinden uns in einer Schule, die Erde heißt, und wir lernen jeden Tag. Das allein ist der Sinn unseres Lebens hier auf der Erde. Angst ist das Allerschlimmste, was wir uns antun können. Angst lässt die Aura schrumpfen, Angst verursacht die schlimmsten Gefühle, Angst vernichtet unsere Ziele, Angst macht uns krank! Unbedingt sollte Angstauflösung immer in der Radionik berücksichtigt werden. „Ich habe meine Ängste losgelassen. Sie haben mir vieles gezeigt, ich habe gelernt und bin dankbar ob des neuen Wissens." Das wäre eine mögliche Formulierung für Radionik. Angst sagt aus, dass wir nicht an unsere Macht glauben, dass wir nicht daran glauben, dass alles Illusion ist. Ich bin mir bewusst, dass ich mit diesen Aussagen einen sehr empfindlichen und tiefgreifenden Punkt berühre. „Wenn ich doch so mächtig bin, warum geht es mir immer noch so schlecht?", mögen Sie denken. Es gibt einen großen Unterschied, einen alles entscheidenden Unterschied zwischen dem, sich für eine neue Wirklichkeit entschieden zu haben, und dem, sie nur zu denken und zu fühlen! Ist ein Ziel in Radionik eingegeben, dann haben Sie Radionik zu Ihrem Entscheidungsträger gemacht! Und das ist etwas ganz Wesentliches der Radionik! Überlassen Sie Radionik die Besendung oder Energieübertragung ins Quantenmeer und Sie selbst gehen in das herrliche Gefühl, Ihr Ziel sei bereits erreicht, und in diesem positiven Gefühl bleiben Sie! Ihr Gefühl verstärkt und beschleunigt den gesamten Prozess. Sie können Ihr Ziel noch optimieren, indem Sie stets ein „Danke" zu Ihrem Ziel setzen oder Ihre Freude zum Ausdruck bringen: „Ich bin so dankbar, dass XY eingetreten ist." „Ich bin so froh und glücklich, dass ich genesen bin." Radionik überträgt somit auch Ihre Gefühle an das Quantenmeer. Gefühle sind immer ein Gebet und Gefühle sind die Sprache, die das Quantenfeld oder die Matrix sehr gut versteht.

Sollten Sie gerade krank sein, so glauben Sie mit starkem Vertrauen daran, dass Sie bereits geheilt sind. Sagen Sie so oft Sie nur können: „Danke für meine Heilung!" Glauben Sie fest, dass Sie geheilt sind. Wenn Ihre Gedanken wieder negativ werden wollen, schalten Sie sofort um und sagen Sie: „Danke für meine Heilung!" Dieses Vertrauen in die Radionik, in das Universum und Sie selbst wird belohnt. Diese Botschaft wird immer gehört! Seien Sie immer dankbar! Seien Sie dankbar für alle Lernerfahrungen (auch die negativen), für Ihr Leben und für alles, was Ihnen widerfährt. Seien Sie dankbar, dass Radionik in Ihr Leben getreten ist, denn Sie allein haben Radionik in Ihr Leben geholt, indem Sie in sich eine neue Realität geschaffen haben! Dankbarkeit ist ein machtvoller Prozess und eine starke positive Energie. Seien Sie auch dankbar für das, was Sie schon haben. Danken Sie auch trotz Krankheit Ihrem Körper, dass er Ihnen zeigt, dass Sie vom rechten Weg abgekommen sind. Danken Sie zu jeder Tageszeit, morgens, mittags, abends, nachts.

Drei Kräfte unterstützen Sie immer auf dem Weg zur Heilung:
Die Macht der Dankbarkeit, die Macht des Glaubens und die Macht des Lachens und der Freude am Leben!

Die Praxis der Radionik

Anhand von CreaDionik werde ich Sie in die Praxis der Radionik einführen. Alle Grundbausteine der Radionik sind in allen Radionik-Anwendungen mehr oder weniger gleich. Das behaupte ich, ohne alle Geräte zu kennen. Was die einzelnen Geräte unterscheidet, sind Ausstattung, Zusatzgeräte, Spezial-Analysegruppen für einzelne Bereiche oder Schwerpunkte (Arztpraxen, Naturheilkundler, Mentaltrainer, etc).

Unsere CreaDionik hat einen großen Unterschied zu anderen Radionik-Geräten: Sie ist so geschaffen, dass der „normale“ Mensch mit ihr arbeiten kann. Sie ist ohne Vorkenntnisse anwendbar und quasi „idiotensicher“ kreiert. Und sie kostet nur einen Bruchteil der „großen“ Radionik-Geräte.

Es wäre schön, wenn der Funke auf Sie überspringen würde, künftig Radionik in Ihr Leben zu integrieren! Das wäre mein Wunsch und dann hätte dieses Buch seinen Zweck erfüllt.

Sollten Sie sich nach dem Lesen für unser Radionik-System CreaDionik interessieren, so finden Sie die Homepage dazu unter www.creadionik.de .

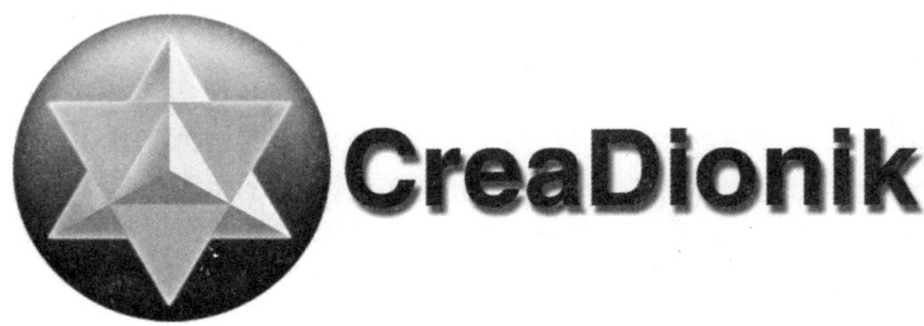

Wir bringen den Geist in die Materie
und die Materie in den Geist.

Der Schlüssel der dreidimensionalen Schöpfung liegt in den Strukturen der heiligen Geometrie, insbesondere den „fünf platonischen Körpern“, von denen einer der Sterntetraeder ist.

Über die Struktur des Sterntetraeders nähern wir uns dem wahren Verständnis von Mensch und Schöpfung: Der (oder „das“) Sterntetraeder besteht aus zwei Tetraedern (Tetraeder = ein Körper mit vier dreieckigen Seitenflächen), die starke Resonanzsymbole für alle Menschen sind. Der Sterntetraeder ist eine Schlüsselinformation, die tief im Unterbewusstsein des Menschen verankert ist. Er ist nicht nur gespeicherte Information, sondern die Geometrie der Gene des Menschen selbst. Die Zellteilung im menschlichen Körper bedient sich der Zahlenfolge 1,2,4,8, und so weiter. (Jede nachfolgende Zahl ist eine Verdoppelung der vorausgegangenen Zahl, die so genannte „binäre Sequenz“.) Die ersten vier Zellen, die nach zwei Zellteilungen entstanden sind, also 1,2,4, formen einen Tetraeder. Nach einer weiteren Verdoppelung entstehen acht Zellen, die sich zu einem Doppeltetraeder, also einem Sterntetraeder anordnen! Diese ersten acht Zellen erzeugen eine strahlende Energiestruktur in Form eben jenes Sterntetraeders. Dieses Strahlungsfeld aus Informationen dient als Verbindung zwischen dem physischen Körper und den feinstofflichen Ebenen.

Warum ein Stern? Und warum hat dieser Stern so eine große Bedeutung? Diese subtile Energie- und Informationsstruktur des menschlichen Körpers wird Mer-Ka-Ba genannt (Mer = Licht; Ka = Geist; Ba = Körper, ägyptisches und hebräisches Wort), also Licht-Geist-Körper, den jede Zelle und der gesamte Körper des Menschen besitzt und der energetische Impulse in der Form des Sterntetraeders ausstrahlt. Die Strukturen der Zellen erzeugen eine derart starke „Strahlung“, dass ihr Energiefeld weit über die Grenzen des physischen Körpers hinausreicht. Im Laufe des Lebens eines Menschen geht der Sterntetraeder in Rotation über. Dabei drehen sich die unteren und oberen Tetraeder gegeneinander und die seitlichen Ecken strecken sich durch die Fliehkräfte immer mehr nach außen, so dass der Sterntetraeder ein flaches, untertassenförmiges Aussehen erhält. Mer-Ka-Ba ist also das morphogenetische Lichtfeld, das aus dem menschlichen Körper in Form eines Sterntetraeders strahlt! Dieses Lichtfeld tritt in Resonanz mit den feinstofflichen Ebenen im Universum und ermöglicht die Wahrnehmung verschiedener Bewusstseinsebenen bzw. anderer Dimensionen.

CreaDionik – einfach und für alle!

Warum CreaDionik?

Nach meinem Wissensstand sind alle Radionik-Geräte auf dem mir bekannten Markt an einen Computer oder sonstige Großgeräte gekoppelt. Öfters sind auch noch Zusatzausrüstungen oder Zusatzgeräte erforderlich. Diese Radionik-Geräte sind ganz besonders und gerade für Fachleute wie Ärzte, Heilpraktiker oder Unternehmensberater geeignet. Zudem sind die Anschaffungskosten für ein solches Gerät meist bei einigen tausend Euros.

Ganz anders CreaDionik! Unser Radionik-System arbeitet über das mobile Telefon, also das Handy. Damit bieten wir Ihnen ein System, welches mobil, schnell, klein, handlich und einfach in Bedienung und Handhabung ist! CreaDionik ist sofort einsetzbar, ohne dass Sie Seminare oder Fortbildungen besuchen müssen. Schritt für Schritt werden Sie durch das System geführt. Vorkenntnisse auf dem Gebiet der Radionik sind zwar von Vorteil, aber nicht erforderlich. Unser System ist einfach und für alle!

Ihre Vorteile:

Ihre einmaligen Anschaffungskosten sind niedrig. CreaDionik kann sich jeder gönnen, der sich ein Navigationsgerät leisten kann.

Sie sind flexibel und können Ihre CreaDionik immer und überall mitnehmen. Sie können am Strand liegen und programmieren!

CreaDionik ist so einfach gestaltet, dass Sie keinerlei Vorkenntnisse benötigen, um das System bedienen zu können. Es ist so einfach wie mit dem Handy sms oder mms zu senden oder Ihr Navigationsgerät einzustellen!

Sie können bis zu zwanzig Personen in das System eingeben, somit decken Sie mit einem CreaDionik-Paket Ihre ganze Familie und Ihre Lieben ab.

Ihre CreaDionik ist immer und überall dabei und schnell einsatzbereit.

Was kann CreaDionik?

Der Name CreaDionik setzt sich zusammen aus „Kreativität“ und „Radionik“. Und damit ist schon das Wesentliche gesagt. Sie erschaffen sich Ihre Welt und Ihre Ziele nach Ihren Vorstellungen! Sie sind der Schöpfer Ihres Lebens!

CreaDionik ist – im Gegensatz zu den meist medizinisch ausgerichteten Radionik-Geräten – auf die Unterstützung des Geistes, der Mentalkraft ausgerichtet. Wollen wir im Außen etwas verändern, so müssen wir in unserem Inneren beginnen, also bei unseren Gedanken und unseren Gefühlen! Wie innen, so außen – wie außen, so innen!

CreaDionik ist Ihr Assistent, der Tag und Nacht unermüdlich für Sie arbeitet. Delegieren Sie Ihre persönlichen Ziele und Wünsche an Ihr Handy! Kommen Sie dadurch in die höchstmögliche Schwingungsebene und erschaffen Sie Ihre optimale Zukunft! Natürlich können Sie dies auch alles selbst tun, mit Ihrer Gedankenkraft und Ihrem Willen. Nur: Tun Sie es wirklich? Konstant? Täglich? Nachts? Diszipliniert?

CreaDionik ist Mentaltraining, Unternehmensberatung, Lebenshilfe, Wunscherfüllung, Zielsetzung per Handy! CreaDionik vereint die Erfahrung aus jahrelanger Radionik-Anwendung mit einer einzigartigen Software der neuen Generation und ist daher im Handling und der Flexibilität mit keinem Radionik-Gerät derzeit auf dem Markt vergleichbar.

Noch eine kleine Anmerkung: Sollten Sie sich entschließen, CreaDionik zu kaufen oder schon gekauft haben, so beachten Sie bitte, dass die im Folgenden abgebildeten Masken etwas unterschiedlich auf Ihrem Handy aussehen könnten. Je nach Handytyp sind kleine Variationen möglich, wodurch die Funktion in keiner Weise beeinträchtigt wird.

CreaDionik – Startmaske

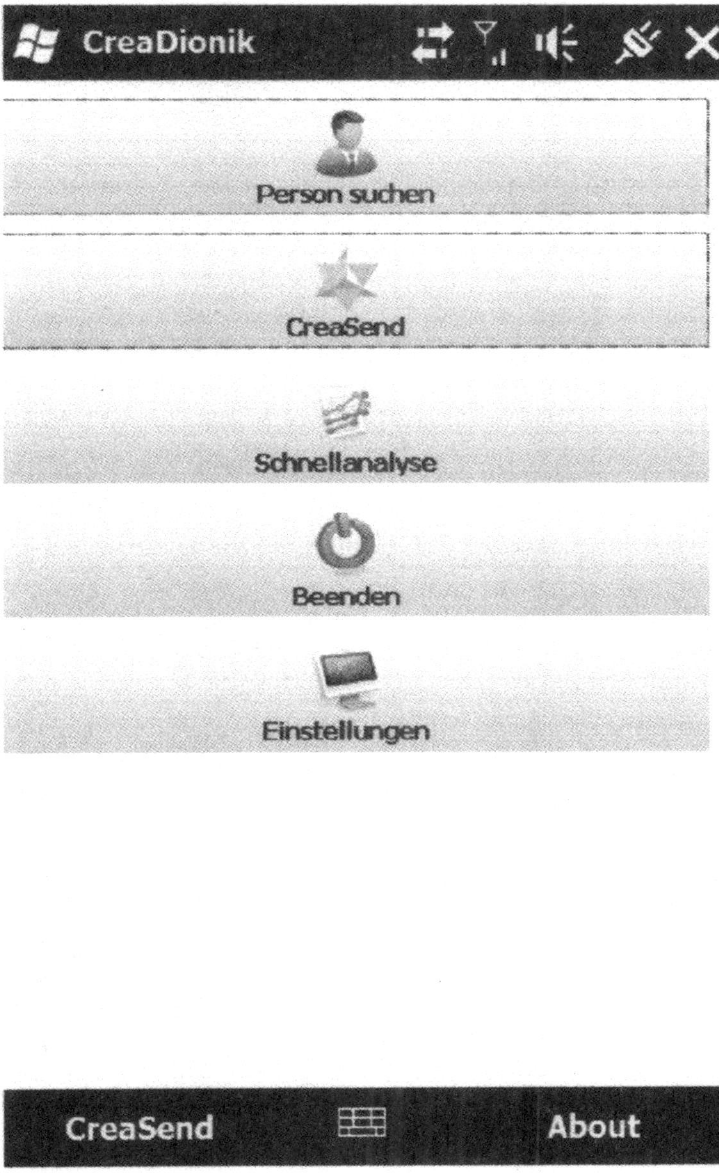
CreaDionik
Person suchen
CreaSend
Schnellanalyse
Beenden
Einstellungen
CreaSend
About

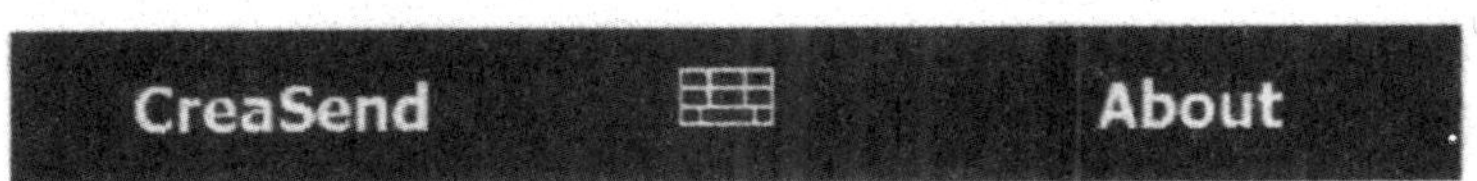

Person erstellen

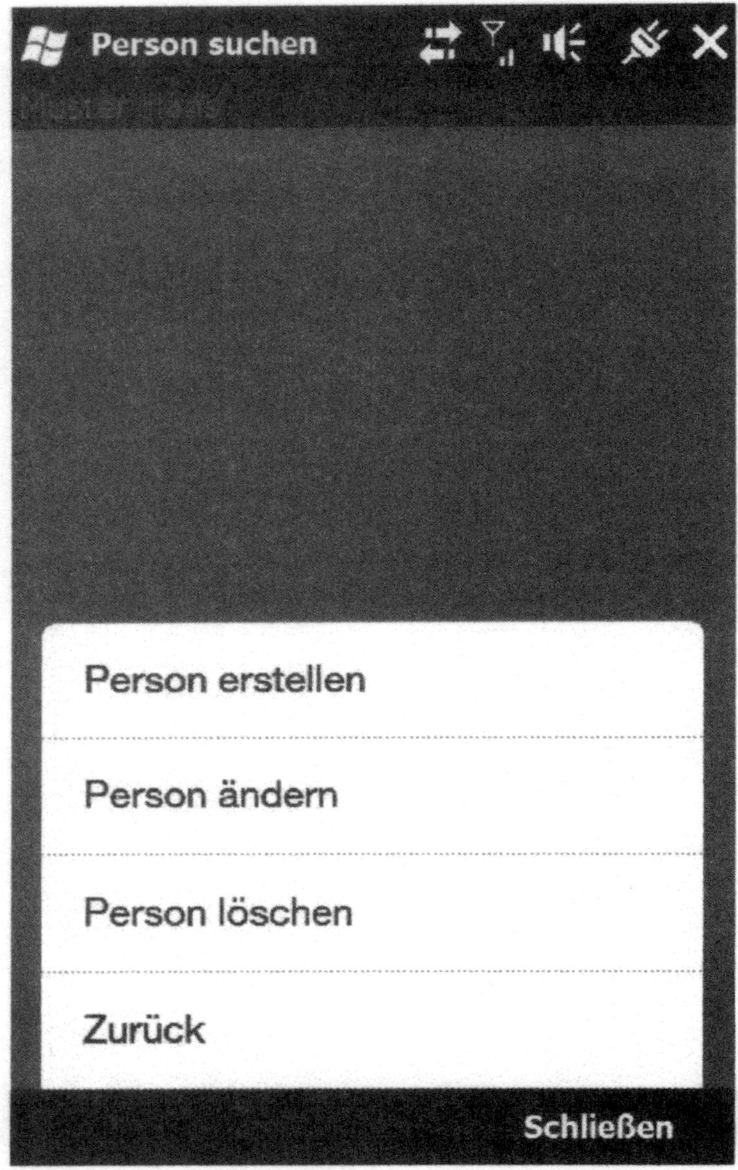

Person erstellen

Hans Muster
Name
Muster
Vorname
Hans
Telefon Nr.
Mailadresse
hans@muster.com
Geburtsdatum
1 - 1 -1977
Adresse
Speichern
Zurück

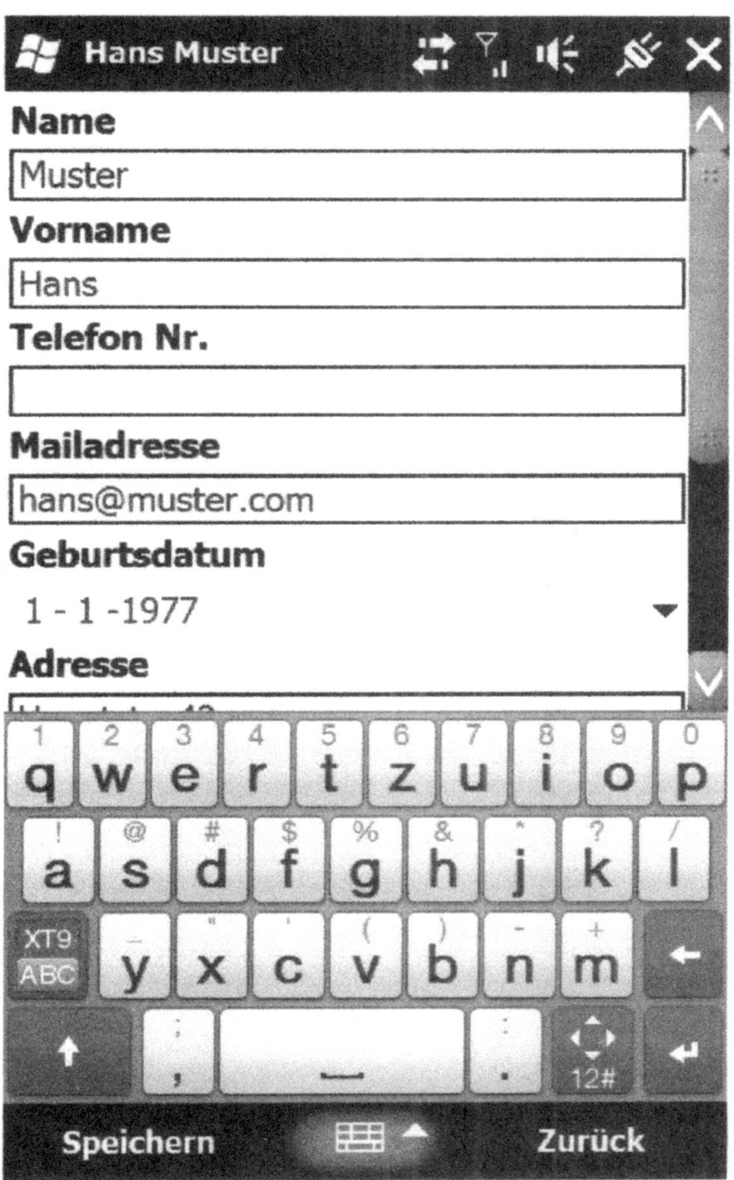

Person erstellen:

Jede Person, die dauerhaft in der Radionik bewellt oder besendet werden soll, wird erfasst und gespeichert.
Ich gehe die Punkte in der Reihenfolge der Maske durch: Sie geben den Vornamen und Nachnamen ein. Telefonnummern und Mailadresse sind nicht erforderlich, sondern optional. Das Geburtsdatum ist wichtig, da mit dem Namen, der Adresse und dem Geburtsdatum eine Person eindeutig identifiziert ist. Für den seltenen Fall, es gäbe genau diese Daten noch einmal irgendwo auf der Welt, so macht das gar nichts, denn die Person in der Radionik ist eine andere Quantenformation als die Person sonst wo auf der Welt. Dann fügen Sie noch die Adresse ein und das Land.

Jede Person, die bewellt oder besendet werden soll, wird in einer separaten Personen-Maske erfasst.

Durch die Eingabe der Person ist die Verbindung auf der Quantenebene von der betreffenden Person zur Radionik hergestellt. Es gibt Radionik-Systeme, in die noch ein Foto der Person eingegeben werden kann. Das kann man machen, ist aber absolut nicht notwendig, denn die Identifizierung ist erfolgt durch die Quantenteilchen der betreffenden Person. Jeder Mensch ist auf Quantenebene genauso einmalig, wie es sein Fingerabdruck oder die Iris seines Auges, seines Ohres oder seiner Nase ist. Es gibt diesen Menschen nur ein einziges Mal auf diesem Planeten!

Persönliches Ziel erfassen

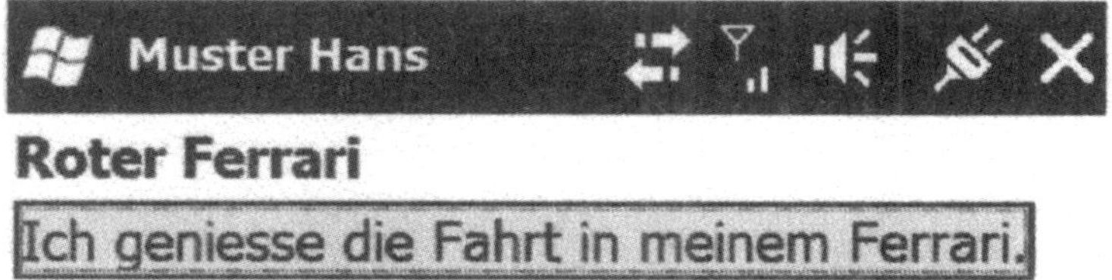

Ziel bearbeiten Menu

Persönliches Ziel erfassen:

Nun sind Sie gefragt. In diese Maske tragen Sie, nachdem Sie sich als Person erfasst haben, Ihr persönliches Ziel oder Ihre persönlichen Ziele ein. Die richtige Zielformulierung ist eine sehr entscheidende Angelegenheit, weshalb Sie sich dafür viel Zeit nehmen sollten. Je genauer Sie formulieren, umso besser. Der Zielformulierung habe ich ein sehr ausführliches Kapitel gewidmet. Bitte lesen Sie dort nach, bevor Sie starten!

In der Maske sehen Sie, dass Sie Ihrem Ziel einen Titel geben sollten, ein kurzes und prägnantes Wort oder ein Schlagwort.

Beispiele:

Titel: Neue Arbeit
Ziel: Ich habe schnellstmöglich eine neue Arbeitsstelle gefunden.

Titel: Mathematik
Ziel: Ich habe die Mathematik-Prüfung mit Leichtigkeit und Bravour bestanden.

Titel: Angst
Ziel: Danke, dass ich meine Angst losgelassen habe. Ich bin erfüllt von Vertrauen und Zuversicht.

Ihre Ziele können Sie jederzeit bearbeiten, neue Ziele hinzufügen, schon erreichte Ziele löschen. Auch nicht mehr stimmige Ziele eliminieren Sie bitte. Das Leben ist ein ständiger Fluss und manche Ziele, die heute noch stimmig waren, sind es in einem Monat vielleicht gar nicht mehr. Wichtig ist, dass Sie mit Ihren Zielen immer aktuell sind!

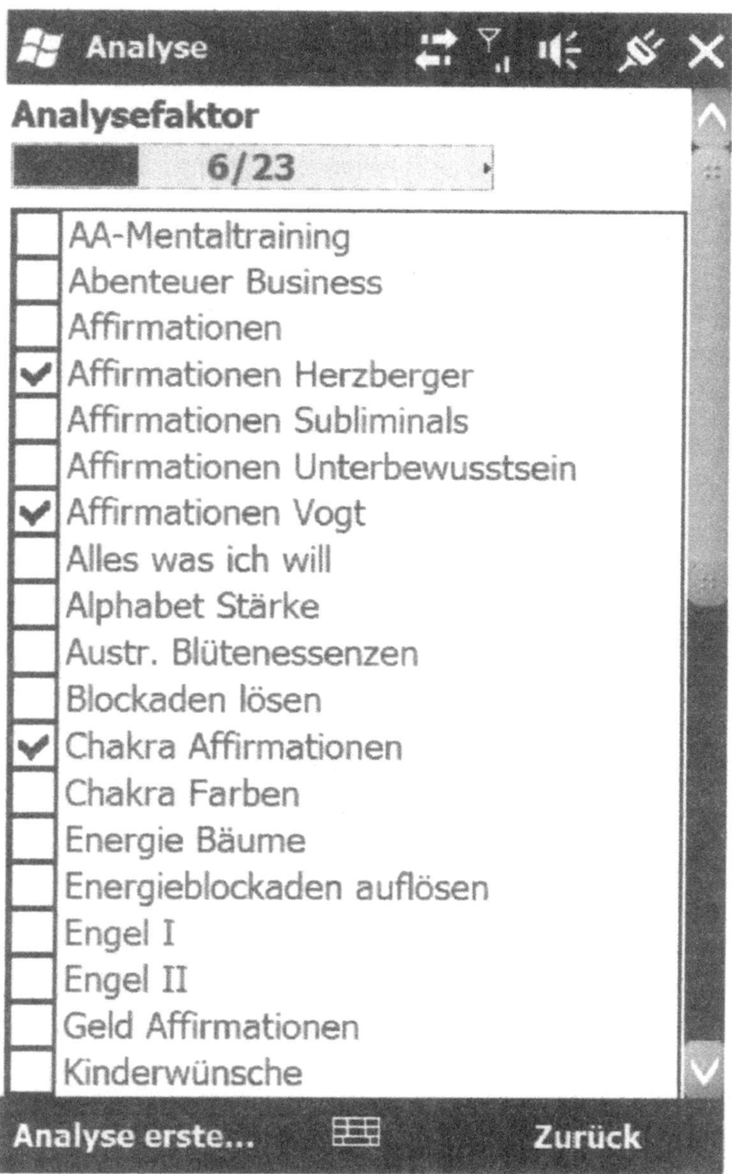
Analyse
Analysefaktor
6/23
AA-Mentaltraining
Abenteuer Business
Affirmationen
Affirmationen Herzberger
Affirmationen Subliminals
Affirmationen Unterbewusstsein
Affirmationen Vogt
Alles was ich will
Alphabet Stärke
Austr. Blütenessenzen
Blockaden lösen
Chakra Affirmationen
Chakra Farben
Energie Bäume
Energieblockaden auflösen
Engel I
Engel II
Geld Affirmationen
Kinderwünsche
Analyse erste...
Zurück

Die Analyse:

In jeder Radionik ist eine Anzahl an Analysegruppen als Basisdatensatz abgespeichert. Die Analysegruppen weichen je nach Radionik-Ausstattung voneinander ab. Das macht aber nichts, denn das Entscheidende ist die richtige Interpretation.

Sie sehen in der Maske die Gruppen
AA-Mentaltraining,
Abenteuer Business
Affirmationen
Affirmationen Herzberger
Und so weiter.
Die Gruppen sind alphabetisch geordnet, sonst bedeutet die Reihenfolge nichts.

Jede Analysegruppe hat viele Untereinträge, die Sie nicht auf der Maske sehen, sondern die dann Teil des Ergebnisses der Analyse sind.

Sie wählen also mit einem zu setzenden Häkchen vor der jeweiligen Gruppe die betreffende Gruppe aus. Entscheiden Sie nach Ihrem Bauchgefühl. Auch wenn Sie Privatperson sind, so können Sie zum Beispiel die Gruppe „Abenteuer Business" ankreuzen, denn die Aussagen sind nicht nur wörtlich, sondern auch übertragen zu interpretieren. Jeder findet sich in jeder Gruppe, egal welchen Schwerpunkt man im Leben hat. Diese Gruppen sollen sich nicht Ihrem oben formulierten Ziel unterordnen. In dieser Analyse geht es um Sie als Komplettpaket! Deshalb gehen Sie mit Ihrem Gefühl an die Häkchen und nicht mit Ihrem Kopf. Spontan setzen und nicht zerdenken, denn von der Schiene des Zerdenkens wollen wir weg! Wir möchten eine neue Wirklichkeit und nicht in den ausgelatschten Schuhen stecken bleiben! Also Bauchgefühl vor Kopf! Unser Bauchgefühl ist mit unserer Seele verbunden und nur unsere Seele weiß, was gut für uns ist. Der Verstand ist ein guter Diener, aber ein schlechter

Herr!
Haben Sie das getan, dann starten Sie die Analyse und lassen sich überraschen!

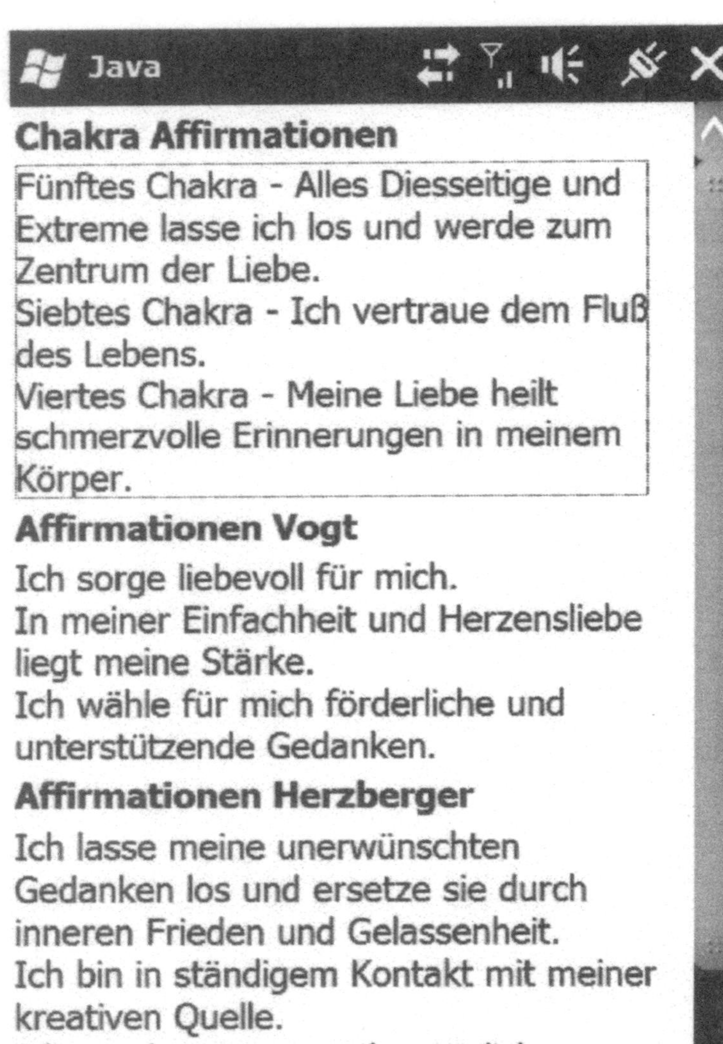
Java
Chakra Affirmationen
Fünftes Chakra - Alles Diesseitige und Extreme lasse ich los und werde zum Zentrum der Liebe.
Siebtes Chakra - Ich vertraue dem Fluß des Lebens.
Viertes Chakra - Meine Liebe heilt schmerzvolle Erinnerungen in meinem Körper.
Affirmationen Vogt
Ich sorge liebevoll für mich.
In meiner Einfachheit und Herzensliebe liegt meine Stärke.
Ich wähle für mich förderliche und unterstützende Gedanken.
Affirmationen Herzberger
Ich lasse meine unerwünschten Gedanken los und ersetze sie durch inneren Frieden und Gelassenheit.
Ich bin in ständigem Kontakt mit meiner kreativen Quelle.
Ich werde mir gegenüber täglich liebevoller und akzeptiere mich immer
Senden
Menu

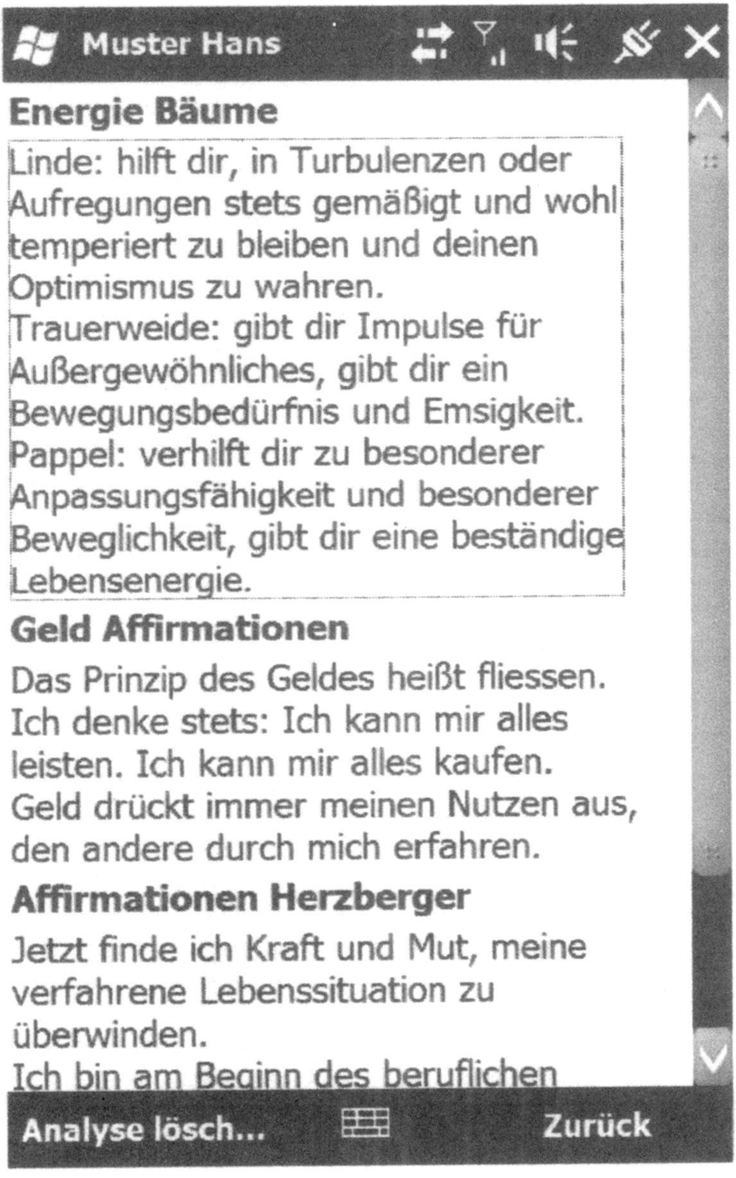

Muster Hans

Energie Bäume

Linde: hilft dir, in Turbulenzen oder Aufregungen stets gemäßigt und wohl temperiert zu bleiben und deinen Optimismus zu wahren.
Trauerweide: gibt dir Impulse für Außergewöhnliches, gibt dir ein Bewegungsbedürfnis und Emsigkeit.
Pappel: verhilft dir zu besonderer Anpassungsfähigkeit und besonderer Beweglichkeit, gibt dir eine beständige Lebensenergie.

Geld Affirmationen

Das Prinzip des Geldes heißt fliessen. Ich denke stets: Ich kann mir alles leisten. Ich kann mir alles kaufen. Geld drückt immer meinen Nutzen aus, den andere durch mich erfahren.

Affirmationen Herzberger

Jetzt finde ich Kraft und Mut, meine verfahrene Lebenssituation zu überwinden.
Ich bin am Beginn des beruflichen

Analyse lösch... Zurück

Ergebnisse der Analyse:

Das Ergebnis der Analyse stellt Ihre momentane Ist-Situation dar. Das sind Sie! Gehen wir an die Interpretation anhand der beiden Masken. Wir erinnern uns daran, dass in der Radionik alles positiv formuliert ist, denn das Negative wollen wir eliminieren. Also sind auch die Ergebnisse der Analyse positiv formuliert, wir müssen in der Interpretation den Inhalt umkehren.

Beispiele:

Chakra Affirmationen. Fünftes Chakra. Alles Diesseitige und Extreme lasse ich los und werde zum Zentrum der Liebe.
Bedeutung: Diese Person ist sehr in der Materie verhaftet (diesseitig) und extrem in den Ansichten oder in der Lebensweise, schlägt über die Stränge. Liebe wird zu wenig praktiziert im Leben.

Chakra Affirmationen. Siebtes Chakra. Ich vertraue dem Fluss des Lebens.
Bedeutung: Diese Person hat kein Vertrauen in das Leben oder in sich selbst, will alles managen oder kontrollieren, kann nicht loslassen.

Chakra Affirmation. Viertes Chakra. Meine Liebe heilt schmerzvolle Erinnerungen in meinem Körper.
Bedeutung: Diese Person wurde verletzt oder enttäuscht, lebt in der Vergangenheit, hat die Vergangenheit noch nicht verarbeitet, der Schmerz ist immer noch da, körperlich kann „Unordnung" herrschen.

Affirmationen Vogt. Ich sorge liebevoll für mich.
Bedeutung: Diese Person kümmert sich um alles, aber nicht um sich oder liebt sich selbst nicht.

Affirmationen Vogt. In meiner Einfachheit und Herzensliebe liegt meine Stärke.
Bedeutung: Diese Person ist kompliziert oder redet geschwollen, handelt umständlich oder macht aus einer Mücke einen Elefanten. Herzensliebe ist das vierte Chakra, welches die universale Liebe zu allen Lebewesen und Dingen bedeutet.
Es kann sich um eine harte und lieblose Person handeln, oder eine Person, die aufgrund von Enttäuschungen das Herz verschlossen hat.

Affirmationen Vogt. Ich wähle für mich fördernde und unterstützende Gedanken.
Bedeutung: Das ist ein wunderbares Beispiel. Jene Person denkt falsch! Jene Person mag ein Pessimist sein oder eine Person, die alles zerdenkt und zerkaut, vom Hundertsten ins Tausendste kommt und sich mit dem ewigen Gedankenmischmasch selbst schadet.

Affirmationen Herzberger. Ich lasse meine unerwünschten Gedanken los und ersetze sie durch inneren Frieden und Gelassenheit.
Bedeutung: Wie im Beispiel davor. Eine Person, die in Ängsten lebt und falsch denkt, Panik bekommt und in ständiger Aufruhr und innerer Unruhe ist.

Affirmationen Herzberger: Ich bin in ständigem Kontakt mit meiner kreativen Quelle.
Bedeutung: Dieser Mensch mag ein Kopfmensch sein, der alles steuern und regeln möchte und dabei noch nicht erkannt hat, dass alle Stärke im Bauchgefühl liegt. Kreativität ist immer in der rechten Gehirnhälfte zuhause, welche mit der Spiritualität und der Seele verbunden ist. Das Denken findet in der linken Gehirnhälfte statt.

Energie Bäume. Linde hilft dir, in Turbulenzen oder Aufregungen stets gemäßigt und wohl temperiert zu bleiben und deinen Optimismus zu wahren.
Bedeutung: Ein Mensch, der volles Temperament hat, vielleicht leicht

in Rage oder Wut gerät, ein Choleriker vielleicht. Und ein Pessimist.

Energie Bäume. Trauerweide gibt dir Impulse für Außergewöhnliches, gibt dir Bewegungsbedürfnis und Emsigkeit.
Bedeutung: Eine unauffällige Person, lebt in der Masse und durch die Masse, ist ein Stubenhocker, macht keinen Sport, wobei Bewegung auch übertragen zu sehen ist, also geht nicht voran, hängt fest in sturen Vorstellungen, ist etwas faul oder bequem, hat keine zündenden Ideen.

Energie Bäume. Pappel verhilft dir zu besonderer Anpassungsfähigkeit und besonderer Beweglichkeit, gibt dir eine beständige Lebensenergie.
Bedeutung: Ein Mensch, der unstet ist, aneckt, gegen den Strom schwimmt (wobei das auch sehr positiv sein kann, man muss immer die Situation berücksichtigen. In meinen Beispielen fehlt der Zusammenhang zum übergeordneten Ganzen der jeweiligen Person, deshalb können dies nur Anregungen für die Interpretation sein und haben keine Allgemeingültigkeit.). Er ist auch träge, energielos oder schwankend in den Energien (Himmelhochjauchzend, zu Tode betrübt).

Geld Affirmationen. Das Prinzip des Geldes heißt fließen.
Bedeutung: Diese Person hält das Geld fest, es kann ein Geizkragen sein oder einer, der Geld sinnlos anhäuft, dem es weh tut, Geld auszugeben.

Geld Affirmationen. Ich denke stets: Ich kann mir alles leisten. Ich kann mir alles kaufen.
Bedeutung. Diese Person lebt im Mangeldenken. Sie denkt, sie kann sich dies nicht leisten und das nicht leisten. Dort fehlt es und da fehlt es. Im Denken herrscht ständig Mangel vor. Diese Aussage ist nicht nur auf das Geld bezogen, sondern auch im übertragenen Sinn zu verstehen.

Geld Affirmationen. Geld drückt stets meinen Nutzen aus, den andere durch mich erfahren.
Bedeutung: Eine Person gibt nicht gerne, hat Probleme, Rechnungen zu bezahlen. Der Person stinkt es, wenn sie zahlen muss. Die Person versteht nicht, dass Geld eine Energieform ist und sie sich selbst schadet mit diesem Verhalten.

Anmerkung: Hier das Thema „Geld“ als Affirmation zu finden, ist kein Widerspruch zu meiner Aussage weiter vorne im Buch. Geld ist eine Form der Energie. Wer Geldprobleme hat, hat Probleme mit der Energie auf diesem Gebiet. Somit müssen die falschen, niederen Schwingungen erhöht, aufgelöst oder geändert werden.

Affirmationen Herzberger. Jetzt finde ich Kraft und Mut, meine verfahrene Lebenssituation zu überwinden.
Bedeutung: Da steckt jemand tief in Problemen und ihn hat der Mut verlassen. Die Kraft fehlt ihm, weil ihm Dinge über den Kopf gewachsen sind.

So gehen Sie Punkt für Punkt der Analyse durch. Bitte immer wörtlich und übertragen lesen und sehr offen an die Sache herangehen. Wir alle haben unseren Rucksack voll und jeder hat genug zu lösen. Keiner ist besser oder schlechter als der andere. Sicher ist: Sie werden sich wiederfinden in der Analyse, wenn Sie ehrlich mit sich umgehen. Die Analyse stimmt immer!
Sie erhalten somit ein umfassendes Bild des Ist-Zustandes der Person. Diese Analyse speichern Sie und halten Sie unbedingt fest für die spätere Bewellung oder Besendung. Denn genau das sind die entscheidenden Punkte, die meist im Unbewussten schlummern und die wir gar nicht so gerne sehen möchten. Aber genau diese Punkte gilt es aufzulösen oder zu verändern! Deshalb bitte die Analyse speichern.

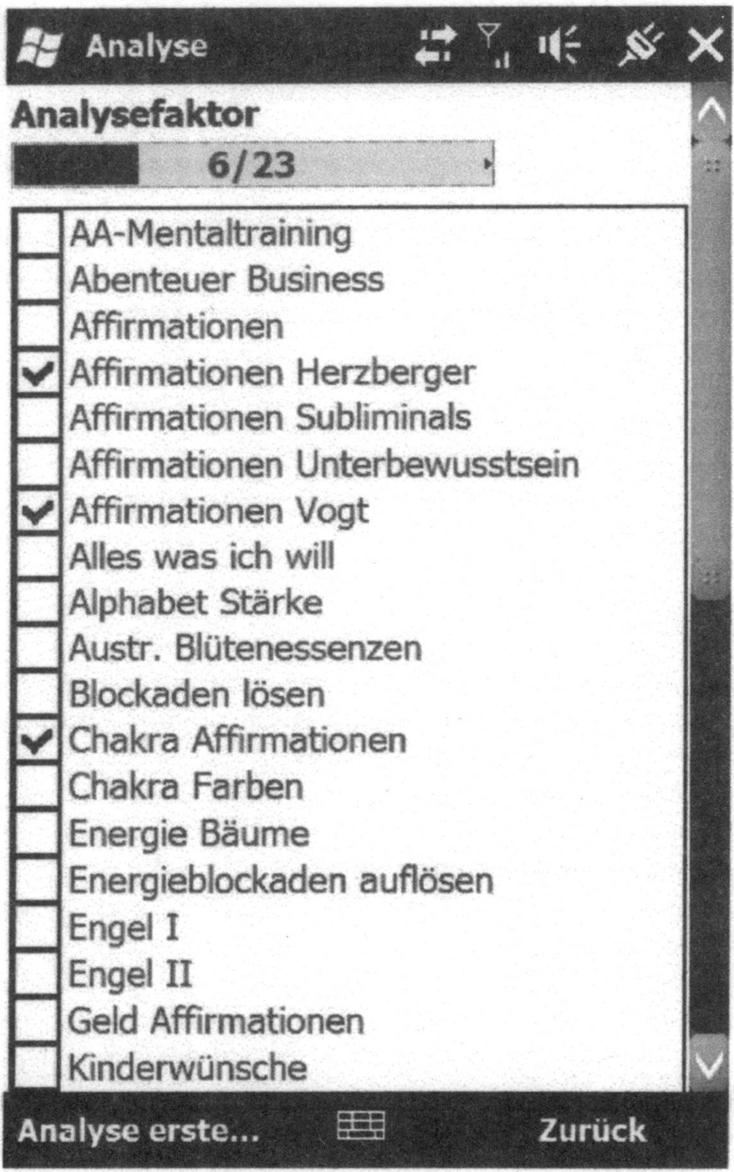
Analyse
Analysefaktor
6/23
AA-Mentaltraining
Abenteuer Business
Affirmationen
Affirmationen Herzberger
Affirmationen Subliminals
Affirmationen Unterbewusstsein
Affirmationen Vogt
Alles was ich will
Alphabet Stärke
Austr. Blütenessenzen
Blockaden lösen
Chakra Affirmationen
Chakra Farben
Energie Bäume
Energieblockaden auflösen
Engel I
Engel II
Geld Affirmationen
Kinderwünsche
Analyse erste...
Zurück

Der Analysefaktor:

Hier können Sie einstellen über die Tastatur Ihres Handys, wie oft die von Ihnen ausgewählten Analysegruppen generiert werden sollen. Oder mit anderen, aber sehr einfachen Worten: Wie intensiv die ausgewählten Analysegruppen für die betreffende Person durch die Radionik analysiert werden sollen. Sie können den Faktor beliebig wählen. Gehen Sie spontan und mit Ihrem Bauchgefühl an diese Einstellung heran. Sie müssen auch gar nichts einstellen, wenn Sie dies nicht möchten. Die Qualität des Ergebnisses ändert sich dadurch nicht. Der Analysefaktor wird in das Auswahlverfahren der Einträge mit eingerechnet.

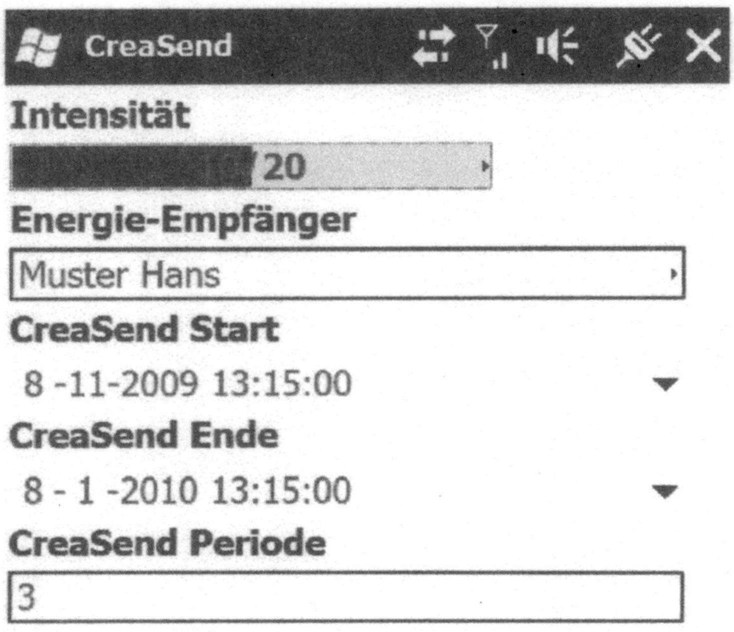
CreaSend
Intensität
20
Energie-Empfänger
Muster Hans
CreaSend Start
8 -11-2009 13:15:00
CreaSend Ende
8 - 1 -2010 13:15:00
CreaSend Periode
3
Senden
Zurück

Die Informationsübertragung:

Sie finden in der Maske das Wort „creaSend". Irgendein Wort müssen wir festlegen, obwohl „senden" schon wieder ein falsches Wort ist. In der Raum- und Zeitlosigkeit kann es keine Bewegung in dem Sinne geben, weil alles schon immer da ist. Aber wir Menschen haben nun einmal den Raum- und Zeitbegriff auf der Erde, also verwenden wir die Worte, die uns helfen, Radionik einigermaßen begreiflich zu machen!

In dieser Maske stellen Sie die Periode der Informationsübertragung ein. Zunächst wählen Sie die Intensität in Sekunden. Auch hier empfehle ich Ihnen, nicht mit dem Kopf, sondern spontan mit dem Bauch zu entscheiden. Sie sehen, dass die Energieübertragung immer der betreffenden Person zugeordnet wird. Nach dem Einstellen der Intensität geben Sie die Dauer (von wann bis wann in Tagen oder Monaten) und den Intervall (in Stunden) ein. Ich empfehle Ihnen, sich immer langsam an die optimale Energieübertragung heranzutasten und niemanden zu überfordern. Als Richtwert empfehle ich für den Anfang eine Dauer von drei Monaten und einen Intervall von alle drei oder alle vier Stunden. Bei der Intensität würde ich als Richtwert zehn Sekunden wählen.

Fortgeschrittene können ihr Paket auch einmalig an das Quantenfeld senden und gut ist es. Ich zum Beispiel mache es so. Ich sende ein einziges Mal die Botschaft ab und weiß, sie ist angekommen. Das Universum ist ja nicht schwerhörig. Für Anfänger empfehle ich unbedingt den Intervall und die festgelegte Dauer. Es gehört eine Portion Übung dazu, fest an das abgesendete Paket zu glauben. Am Anfang mögen Zweifel bestehen, deshalb bitte den Zyklus einstellen. Zweifel zerstören alles. Da Sie auf Ihrem Handy auch mit Akustik arbeiten können, mag es sich sehr positiv auf Ihren Glauben auswirken, wenn Sie alle drei oder vier Stunden ein Signal erhalten und wissen, jetzt ist das Paket wieder abgeschickt. Das macht stark und zaubert Ihnen ein Lächeln ins Gesicht. Durch dieses Lächeln geben Sie positive Gefühle in das Paket und genau das ist damit beabsichtigt.

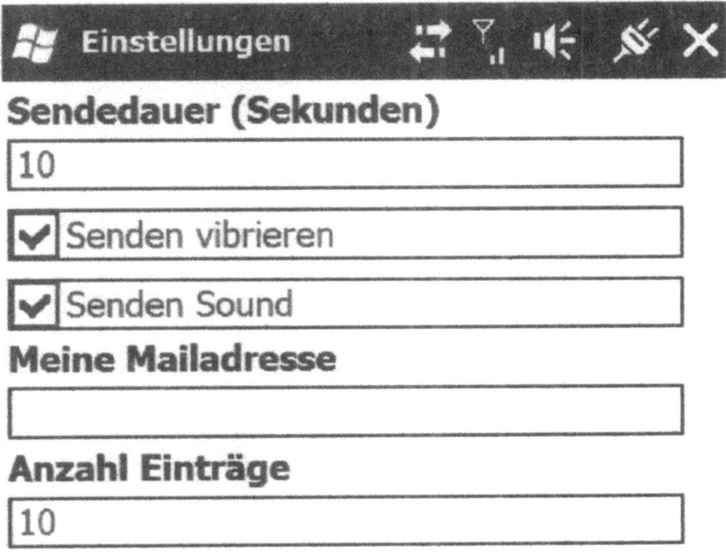
Einstellungen
Sendedauer (Sekunden)
10
Senden vibrieren
Senden Sound
Meine Mailadresse
Anzahl Einträge
10

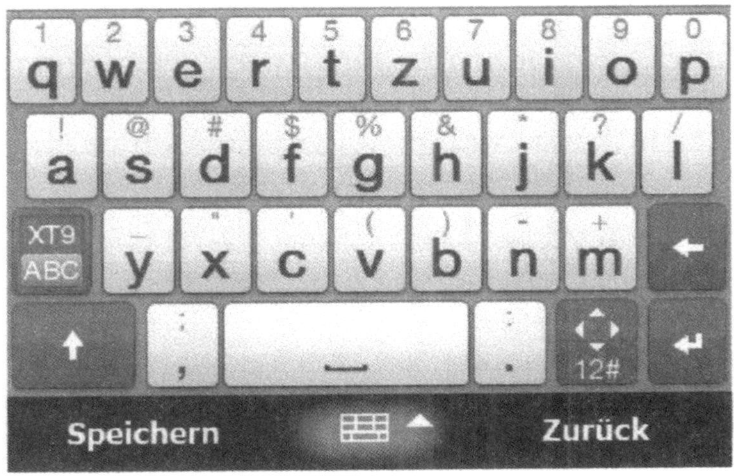
XT9
ABC
12#
Speichern
Zurück

Einstellungen:

Mit Hilfe dieser Maske können Sie jederzeit die Einstellungen verändern, ebenso Töne oder Vibrieren einstellen.
Die Erklärung zum Versenden per Mail folgt im Anschluss.

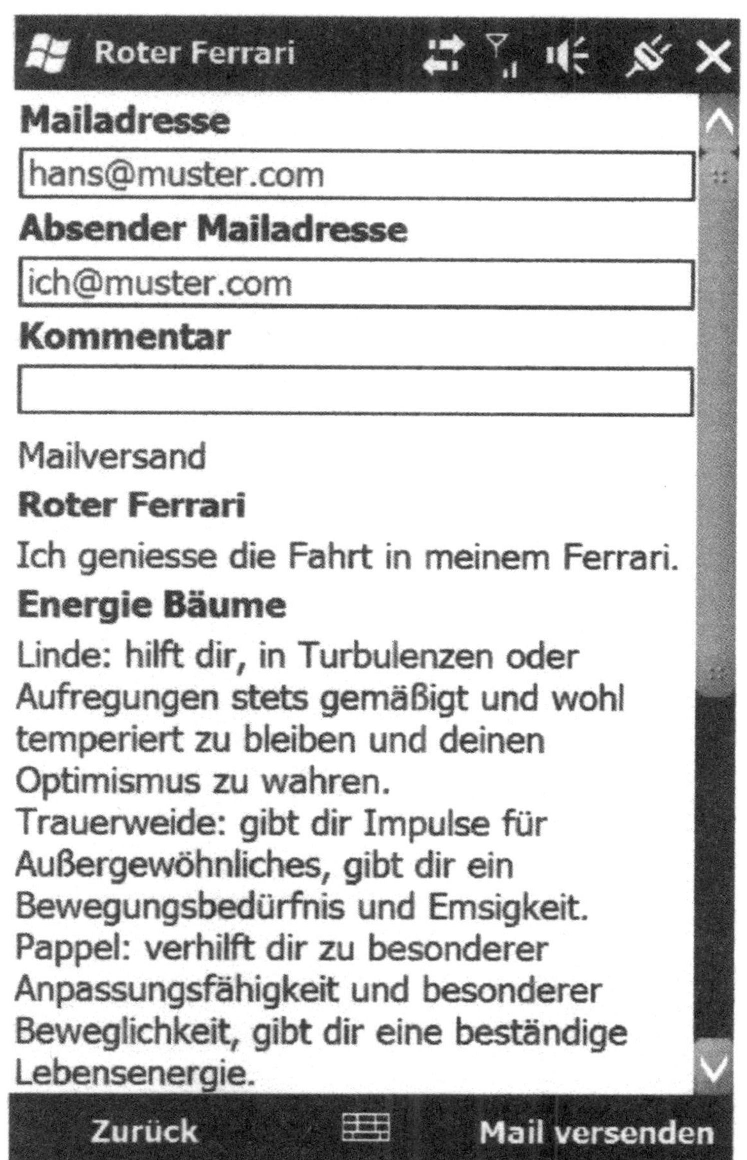
Roter Ferrari
Mailadresse
hans@muster.com
Absender Mailadresse
ich@muster.com
Kommentar
Mailversand
Roter Ferrari
Ich geniesse die Fahrt in meinem Ferrari.
Energie Bäume
Linde: hilft dir, in Turbulenzen oder Aufregungen stets gemäßigt und wohl temperiert zu bleiben und deinen Optimismus zu wahren.
Trauerweide: gibt dir Impulse für Außergewöhnliches, gibt dir ein Bewegungsbedürfnis und Emsigkeit.
Pappel: verhilft dir zu besonderer Anpassungsfähigkeit und besonderer Beweglichkeit, gibt dir eine beständige Lebensenergie.
Zurück
Mail versenden

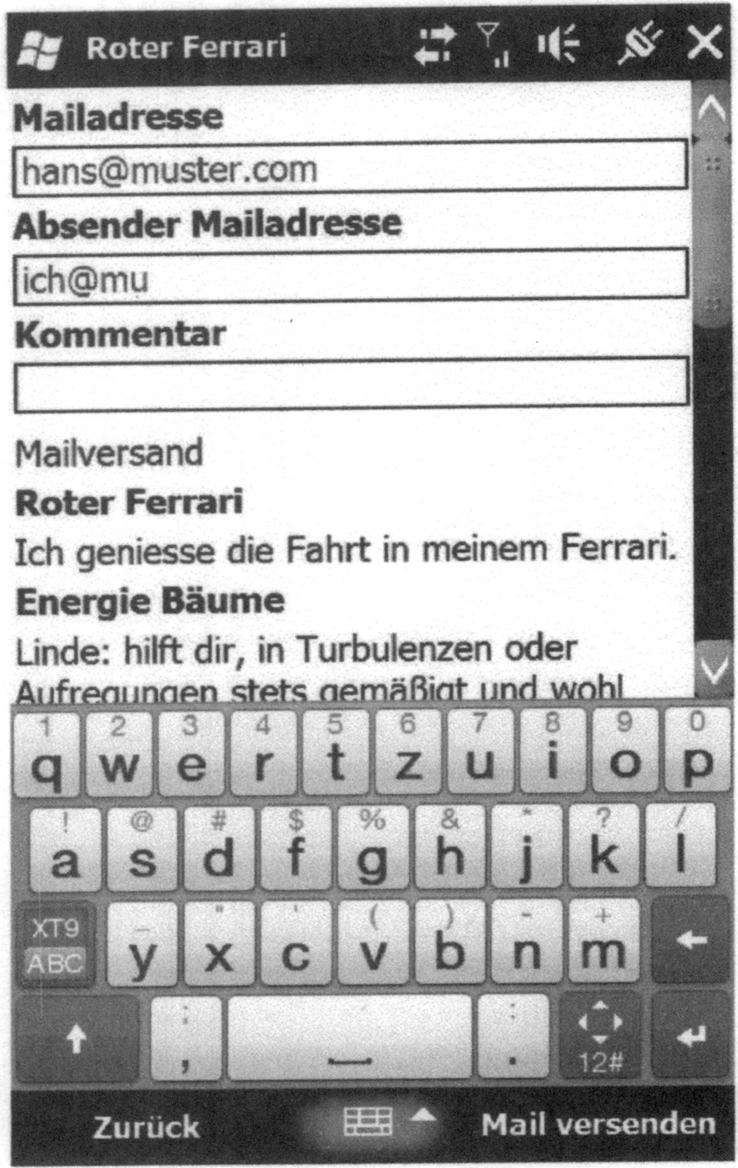
Roter Ferrari
Mailadresse
hans@muster.com
Absender Mailadresse
ich@mu
Kommentar
Mailversand
Roter Ferrari
Ich geniesse die Fahrt in meinem Ferrari.
Energie Bäume
Linde: hilft dir, in Turbulenzen oder
Zurück
Mail versenden

Mailversand:

Sie haben die Möglichkeit, das Ergebnis der Analyse und die eingegebenen Ziele per Mail von Ihrem Handy auf den Computer oder sonst wohin zu senden, um es auszudrucken oder um es der betreffenden Person zu übermitteln. Auch eine persönliche Nachricht können Sie noch hinzufügen.

Es versteht sich von selbst, dass man Daten einer anderen Person nur der betreffenden Person selbst übermittelt. Das ist eine Sache des Anstandes und der Ehre! Alles andere käme folgenschwer auf uns selbst zurück oder bedarf der ausdrücklichen Zustimmung dieser Person!

Schnellanalyse

Mailadresse

freund@muster.com

Absender Mailadresse

Kommentar

Mailversand

Schnellanalyse

Schnellanalyse per Mail versenden.

Chakra Affirmationen

Fünftes Chakra - Alles Diesseitige und Extreme lasse ich los und werde zum Zentrum der Liebe.
Siebtes Chakra - Ich vertraue dem Fluß des Lebens.
Viertes Chakra - Meine Liebe heilt schmerzvolle Erinnerungen in meinem Körper.

Affirmationen Vogt

Ich sorge liebevoll für mich.
In meiner Einfachheit und Herzensliebe

Zurück

Mail versenden

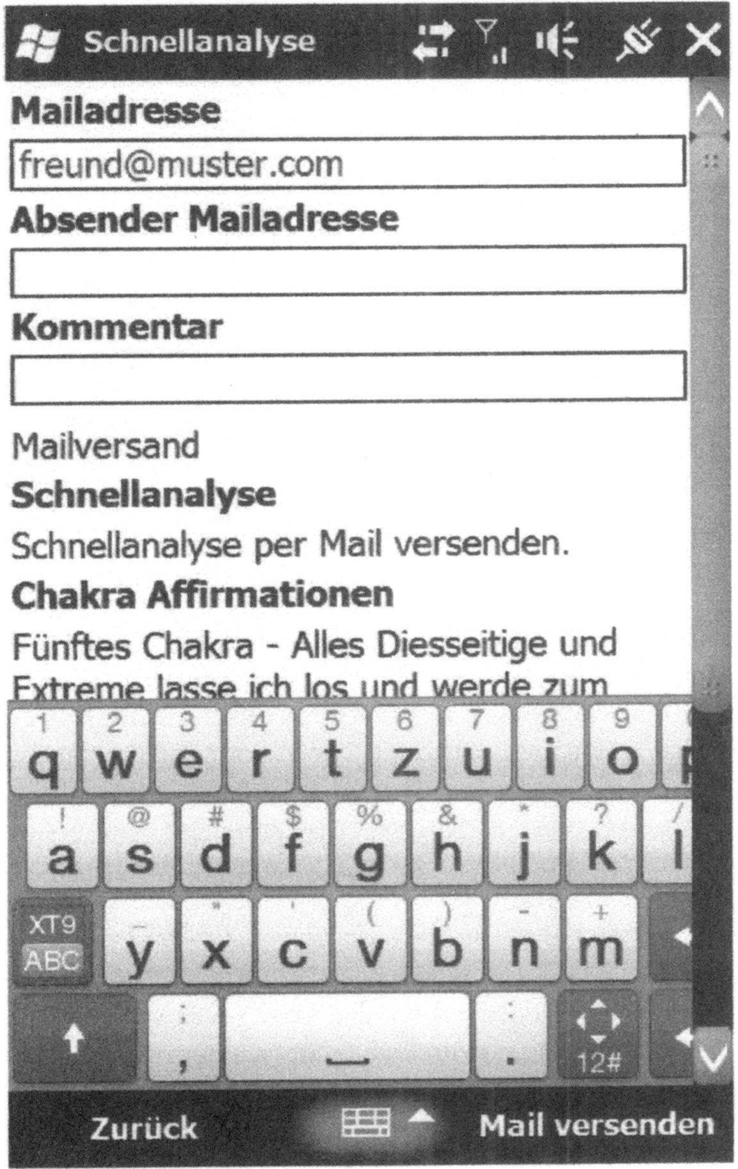
Schnellanalyse
Mailadresse
freund@muster.com
Absender Mailadresse
Kommentar
Mailversand
Schnellanalyse
Schnellanalyse per Mail versenden.
Chakra Affirmationen
Fünftes Chakra - Alles Diesseitige und
Zurück
Mail versenden

Die Schnellanalyse:

Die Schnellanalyse eignet sich hervorragend für den „Notfall“. Sollten Sie ganz schnell eine Analyse benötigen, brauchen Sie nicht lange die Daten der Person oder der Sache einzugeben, sondern denken einfach an die Situation oder die Person und lassen die Schnellanalyse laufen. Die Schnellanalyse funktioniert genauso wie die große Analyse, eben nur ohne Eingabe von persönlichen Daten.

Beispiele: Ihre Freundin ruft sie an und sagt: „Schau doch bitte mal, was heute mit mir los ist. Ich fühle mich so traurig und habe eigentlich keinen Grund dazu.“ Nur, wenn Sie die ausdrückliche Erlaubnis dieser Person haben, dürfen Sie diese Analyse machen. Zum Spionieren ist Radionik nicht geeignet. Die Ergebnisse der Analyse wären verfälscht, weil dies nicht zum Wohle des Ganzen wäre. Das ist der absolute Schutz, der in der Radionik eingebaut ist. Zudem nehme ich nicht an, dass Sie die karmische Keule Ihrer Ursachen spüren möchten, oder?

Anders ist es, wenn Sie zum Beispiel mit einer Person in irgendetwas involviert sind, von dem Sie merken, da stimmt was nicht. Ihr Kumpel bittet Sie um Geld, gibt Ihnen irgendwelche Begründungen, wieso er das jetzt unbedingt von Ihnen brauche. Sie spüren, dass da irgendetwas faul ist. Ihre Antennen sind ausgefahren und stehen auf „Warnung“. Dann dürfen Sie an diese Situation denken, an Ihren Kumpel und die Schnellanalyse starten. In diesem Fall ist es zum Wohle des Ganzen!

Noch ein Beispiel: Sie kommen nach Hause, Ihre Pflanze lässt die Blätter hängen, obwohl sie von Ihnen bestens versorgt wurde. Starten Sie die Schnellanalyse und sehen Sie, was das Ergebnis bringt.

Die Schnellanalyse ist bestens dafür geeignet, sich schnell einen Überblick über eine Situation zu verschaffen und keinesfalls, ich betone dies nochmals, zum Spionieren!

Falls Ihre Freundin aus dem ersten Beispiel Sie nun bittet, dass sie gerne die Ergebnisse der Schnellanalyse haben möchte, so haben Sie die Möglichkeit, auch diese Ergebnisse per Mail Ihrer Freundin zu senden. Danach löschen Sie die Schnellanalyse.

Die Energieübertragung findet immer nur dann zielgerichtet statt, wenn Sie die Person mit der Analyse verknüpft haben. Eine Schnellanalyse dient nicht der Bewellung oder Energieübertragung, sondern eben nur der Analyse der jeweiligen Situation.

Sie können mit der Schnellanalyse auch Gegenstände oder Nahrung testen. Wenn Sie sich nicht sicher sind, ob das oder jenes Ihnen gut tut, dann starten Sie die Schnellanalyse. Es ist Ihnen auch erlaubt zu testen, ob dieser oder jener Mensch Ihnen gut tut. Dabei ist aber zu berücksichtigen, dass hier karmische Verwicklungen vorliegen können, die abgearbeitet werden müssen. Das bedeutet: In diesem Fall ist erst das Karma-Paket zu lösen, bevor der Mensch aus Ihrem Leben gehen wird. Aber auch ein Karma-Paket lässt sich mit entsprechender Zieleingabe durch die Radionik mildern oder auflösen.

Dies zum Wohle aller

Dieser Satz ist dauerhaft in die CreaDionik eingespeist. Dieser Satz dient unserem Schutz. Zum einen sind wir alle Menschen und können Fehler machen und zum anderen ist damit eine Spionage oder ein Missbrauch der Radionik nicht möglich. CreaDionik funktioniert nur, wenn sie zum Wohle aller eingesetzt wird. Somit kann sich niemand bereichern, da es den Gesetzen des Universums widerspricht und es folgenschwer auf den, der es versucht, zurückkommen würde. Dieser Mensch würde genau dem, was er vom

Universum zu erhalten wünscht, zuwider laufen und somit würde er sich selbst ad absurdum führen.

Testversion CreaDionik

Falls Sie nun Gefallen an CreaDionik gefunden haben, so haben Sie die Möglichkeit, CreaDionik zwei Tage lang kostenlos zu testen. Die Testversion ist in den Funktionen eingeschränkt, da sie nur einen kleinen Vorgeschmack liefern soll. Beim Bäcker probieren Sie auch nur ein Stückchen von der neuen Brotsorte und erhalten nicht das ganze Brot kostenlos.

Alle weiteren Details finden Sie auf der Homepage www.creadionik.de

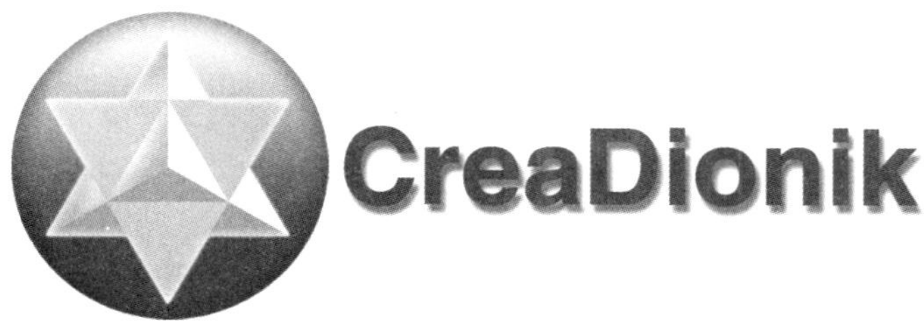

Wir sind Avatare

Statt eines Schlusswortes möchte ich auf den Kinofilm „Avatar – Aufbruch nach Pandora" eingehen. James Cameron hat mit seinem neuen Werk alle bisherigen Kinorekorde gebrochen, und das weltweit! „Avatar" scheint der erfolgreichste Film aller Zeiten zu werden. Ich erwähne den Film „Avatar" nicht, weil es mir dabei um die neuen Filmtechniken oder die neuen Effekte geht, wobei diese schon grandios sind, vor allem, wenn man die Möglichkeit nutzt, den Film in 3D zu sehen. „Avatar" ist ein Erlebnis, welches man noch nie zuvor gesehen hat.

Mir geht es um die Botschaft im Film und die Botschaft dahinter: „Avatar" ist eine Erweiterung des Bewusstseins für diejenigen Menschen, die merken, um was es bei dem Film wirklich geht.
Pandora ist ein Planet, irgendwo im Universum; auf ihm leben blauhäutige Bewohner, die Avatare. Die Natur des Planeten Pandora ist wie im Märchen atemberaubend schön, riesengroße Bäume und verwunschene Wälder und Landschaften wechseln sich ab. Die Tiere sehen fremd und geheimnisvoll aus, die Pflanzen strahlen im Glanz wunderbarer Vielfalt und Herrlichkeit. Die Harmonie auf Pandora wird gestört von Menschen, die sich in einer Kolonie eingenistet haben, weil sie ein sehr seltenes Mineral fördern möchten, was nur auf dem Planeten Pandora vorkommt. Natürlich ist auch das Militär mit schwerem Gerät und Waffen aller Couleur vertreten, welches die Kolonie der Menschen bewachen soll. In der Kolonie ist auch ein Laboratorium aufgebaut und jede Menge menschliche Wissenschaftler laufen herum. Die Menschen in der Kolonie haben die Fähigkeit erlangt, ihr Bewusstsein mit Hilfe einer Technik in das Bewusstsein der Avatare zu „transportieren", um die Avatare zu studieren und kennenzulernen. Das Spannende sind die Erlebnisse der Menschen im Bewusstsein der Avatare. Denn in diesem Bewusstsein lernen die Menschen eine Welt kennen ohne Waffen und ohne Gewalt, ohne Kriege und ohne Zerstörung.

In dieser Welt Pandora gibt es keine mechanische Technologie, wie Menschen diese produzieren, keine Chemie und keine sonstigen künstlichen Produkte. Es gibt keine Maschinen und keine Waffen, alles ist in vollkommenem Einklang mit der Natur und dem Planeten Pandora. Avatare und auch die Menschen im Bewusstsein der Avatare sind mit der Natur verbunden, können auf riesengroßen exotischen Flugtieren reiten, können enorme Höhenunterschiede und Klettertouren bewältigen. Die großen Flugtiere lassen sich aber erst dann fliegen, wenn der Avatar mit dem Tier eine Vereinigung mittels Bewusstseinsübertragung vorgenommen hat. Das Bewusstsein des Avatars verschmilzt mit dem Bewusstsein des Flugtieres. Die Tiere werden nicht gewaltsam dressiert oder eingesperrt, unterdrückt oder gezähmt, sie stellen sich freiwillig in den Dienst der Avatare. Alles auf Pandora geschieht in Freiheit und Harmonie.

Der „große Geist", die Matrix, der Gott, wird als ein großer Geist der Natur in Form eines Kilometer hohen, riesengroßen, alten und ehrwürdigen Baumes dargestellt. Dieser Mutter-Baum ist so groß, dass man in ihm wohnen und sich versammeln kann. An diesem heiligen Ort werden die heiligen Rituale der Avatare abgehalten. Von diesem Baum hängen dünne, leuchtende Fäden, Energiefäden, oder Energieschnüre herab und aus ihm heraus „fliegen" winzig kleine Lebewesen, die aussehen wie Quallen. Diese Quallen sind licht, leicht und leuchtend, ja sogar geheimnisvoll und mystisch. Sie sind überall. Diese Quallen sind wie die Quanten im Quantenmeer. Sie fliegen herum auf dem Planeten, fliegen dahin und dorthin, sammeln Informationen von allen Lebewesen und allen Pflanzen und bringen die gespeicherten Informationen zur Mutter, zur Matrix, eben zu jenem uralten und weisen Baum. Dieser Baum ist das Herzstück des Planeten Pandora. Ausgerechnet unter diesem alten Baum ist das seltene Mineral beheimatet, auf das die Menschen der Kolonie so scharf sind.

Eine zentrale Botschaft des Films ist die Bewusstwerdung, dass alles mit jedem immer und überall verbunden ist. Der gesamte Planet Pandora ist ein riesiges Netzwerk, kein Teil kann ohne den anderen Teil leben. Alles ist wie die Quanten miteinander im Austausch und in Kommunikation und immer mit dem Mutter-Baum verflochten. Die Menschen im Bewusstsein der Avatare nehmen diese universale Botschaft an und verstehen sie; sie fangen an, sie zu leben. Nicht so verhält es sich mit den Menschen in den Kolonien, die an das Mineral wollen. Es kommt, wie es kommen muss: Die Menschen rücken mit Hilfe des Militärs vor, vernichten den großen Baum und zerstören die Harmonie. Doch bevor alles komplett von den gewaltsamen Menschen niedergemacht ist, vereinen sich alle Lebewesen des Planeten Pandora, alle Tiere und alle Avatare, um gegen die sinnlose Gewalt und Vernichtung durch die Menschen vorzugehen. Durch die große mentale Verbundenheit untereinander mit Hilfe des Bewusstseins erzeugen alle Lebewesen von Pandora eine so große Macht, dass die Kampfmaschinen der Menschen wie Spielbälle kaputt gehen. Das Radar in dem Kriegsgerät wird lahm gelegt, die Waffen fallen aus, Hubschrauber werden vom Himmel geholt und wie ein Nichts zerschmettert. Am Ende wird die Kolonie auf Pandora aufgegeben.

Die große Botschaft des Filmes „Avatar“ ist: Pandora und alle Lebensformen auf Pandora sind in einem riesigen und komplizierten Netzwerk miteinander verknüpft. Diese Verknüpfung hält das Gleichgewicht, verursacht die Harmonie und gibt jedem Lebewesen eine unheimliche mentale Kraft und physische Stärke. Bewusstsein ist in jeder Pflanze, jedem Tier, jedem Avatar vordergründig zu spüren. Reines Bewusstsein ist überall. Somit ist der Film in meinen Augen eine wunderbare Darstellung der Matrix, des Quantenfeldes, der Quanten und eine Darstellung des ständigen Informationsaustausches unter ihnen und mit der Matrix. Der uralte und weise Baum ist die Matrix, die alles und jedes mit allem und jedem verbindet.

*****

Wunder geschehen nicht im Widerspruch zu der Natur,
sondern nur im Widerspruch zu dem,
was wir über die Natur wissen.

Augustinus

Das Ganze ist mehr als die Summe seiner Teile.

Aristoteles

Nichts ist nur gut oder schlecht.
Es sind unsere Gedanken,
die es dazu machen.

William Shakespeare

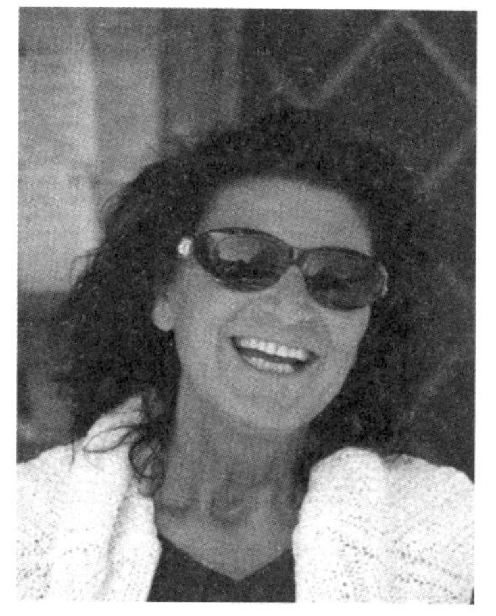

Nach einem kompletten Wandel ihres Lebens vor zehn Jahren ist Angelika Katterbach heute freischaffende Referentin und Autorin mehrerer Bücher über spirituelle Themen, arbeitet auf dem Gebiet des geistigen Heilens und als Geopathologin. Sie ist Mitentwicklerin eines revolutionären Radionik-Systems für das Handy, welches unter dem Namen CreaDionik auf dem Markt ist.

Sie absolvierte Ausbildungen und Kurse in Mentaltraining, Meditation, Reiki, Geistheilung, ließ sich als geprüfte Geopathologin ausbilden, lernte über Heilsteine und deren Bedeutung und über Kraftorte. Intensiv beschäftigt sie sich seit zehn Jahren mit Radionik und deren Anwendung. Besonders liebt sie die Kontakte zur geistigen Welt, die ihr immer wieder hilfreiche Botschaften und Erkenntnisse übermittelt. Es ist eine intensive Reise nach innen, an der sie auch andere teilhaben lassen möchte.

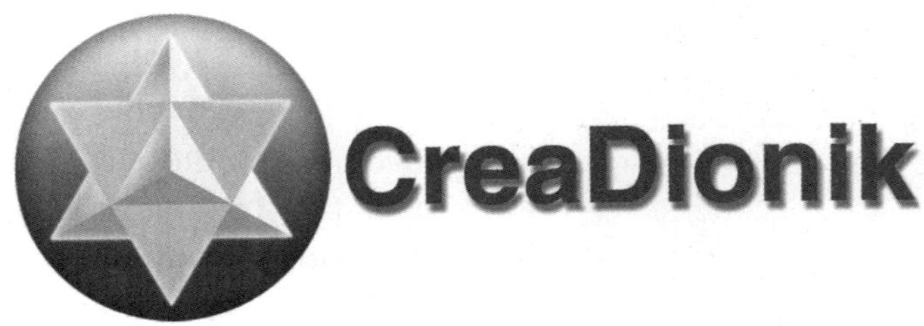
CreaDionik

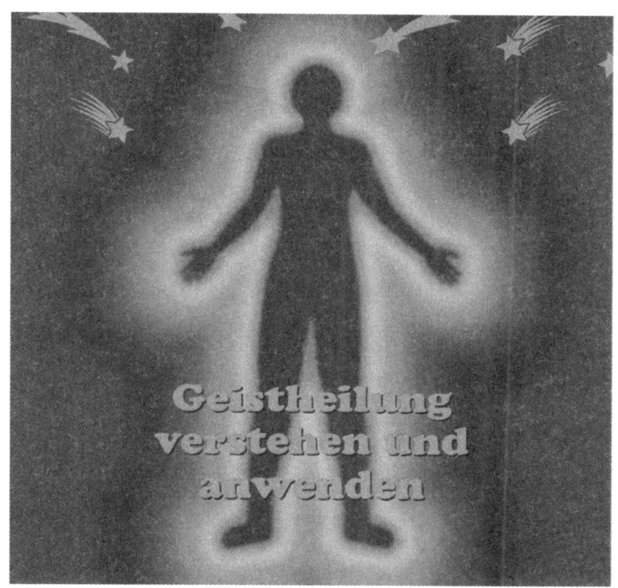

Da jeder Mensch göttliche Macht in sich hat, hat auch jeder Mensch ein gewisses Energiepotential in sich und seinen Händen. Das Geistige Heilen hat in den letzten Jahren immer mehr Zuspruch gefunden, doch viele wissen nichts Genaues mit dem Begriff anzufangen.
Die CD erklärt ausführlich im ersten Teil, was Geistheilen überhaupt ist und wer geistheilen kann. Dabei wird Ihr Bewusstsein für Ihre eigenen heilerischen Fähigkeiten geweckt und geschärft.
Im zweiten Teil folgen drei Anleitungen, wie Sie mit Ihren Energien arbeiten können. Sie werden mit Freude und Leichtigkeit an das Thema der Selbstheilung herangeführt.
Die CD ist praxisorientiert und auch für „Neulinge" leicht verständlich.

Die CD kann als Ergänzung zu dem gleichnamigen Buch verwendet werden. Die Inhalte sind nur teilweise identisch. Sowohl das Buch als auch die CD sind in sich geschlossene und eigenständige Werke.

Geistheilung verstehen und anwenden
Audio-CD; Laufzeit 64:19 Minuten
ISBN 978-3-936904-34-5

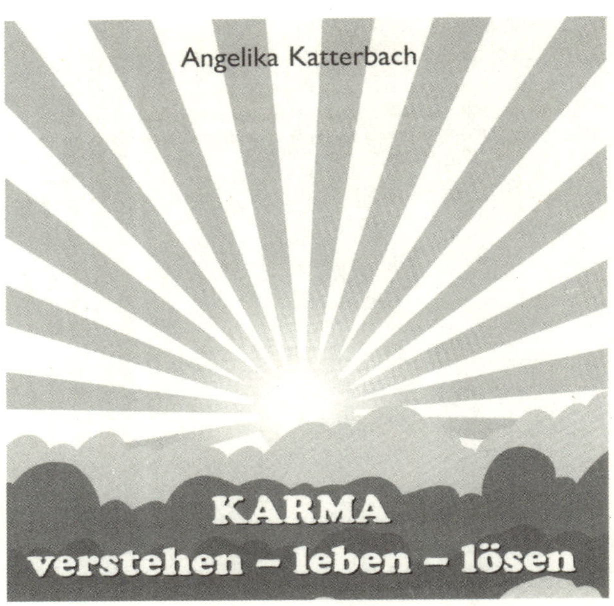

Der Begriff Karma ist sehr in Mode gekommen. Karma wird heutzutage für alles Mögliche verantwortlich gemacht. Viele Menschen meinen, sie könnten nichts tun, um ihr Karma zu verändern und sehen Karma als etwas von oben Vorbestimmtes oder Vorgegebenes. Sie nennen es Schicksal.

Aber Karma ist nichts Passives, sondern etwas sehr Aktives!

Karma ist jene Energie oder Macht, die wir selbst in Bewegung gesetzt haben und die uns mit Menschen, Taten, Orten und Erlebnissen konfrontiert.

Somit haben auch wir es in der Hand, unser Karma zu verbessern oder aufzulösen, denn unser Karma ist in uns.

Sind Sie bereit, die Verantwortung für Ihr Leben zu übernehmen und die Zukunft so zu gestalten, wie Sie sie sich wünschen? Sie werden staunen, wie einfach dies ist, wenn man das karmische Gesetz verstanden hat!

KARMA - verstehen - leben - lösen
Audio-CD; Laufzeit 51:56 Minuten
ISBN 978-3-936904-35-2

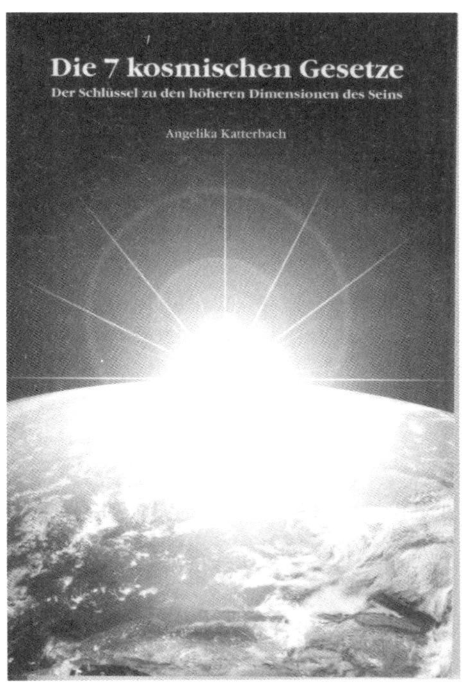

Unsere Erde und wir alle, die wir auf ihr leben, stehen am Beginn einer neuen und höheren Schöpfung. Der Transformationsprozess der Erde hat schon begonnen und auch wir Menschen kommen langsam aus unserem Dämmerschlaf. Es wird sich Wunderbares und Großartiges hier auf der Erde ereignen. Neues will in unser Leben treten: neues Bewusstsein, neue Wahrheit, neue Lebensqualität.

Das einzige, was wir zu tun haben, ist, uns zu entscheiden und uns unserer wahren Herkunft bewusst zu werden.

Alles, was im Universum existierte, gerade existiert und je existieren wird, ist den sieben kosmischen Gesetzen oder Prinzipen unterworfen. Sie sind ewig gültig und unveränderlich. Mit dem Wissen um diese sieben kosmischen Prinzipien und ihre Anwendung werden wir wahrhaft Meister unseres Lebens. So beschränkt sich dieses Buch nicht allein darauf, Ihnen Theorien zu vermitteln, sondern zeigt Ihnen am Energiesystem des Menschen Schritt für Schritt auf, wie Sie dieses Wissen zum Wohle von Geist, Körper und Seele anwenden können.

„Der Prinzipien der Wahrheit sind sieben.
Wer sie kennt, besitzt den magischen Schlüssel, durch dessen Berührung sich alle Tore des Tempels öffnen."
(Kybalion)

Die 7 kosmischen Gesetze
Der Schlüssel zu den höheren Dimensionen des Seins
ISBN 978-3-936904-36-9

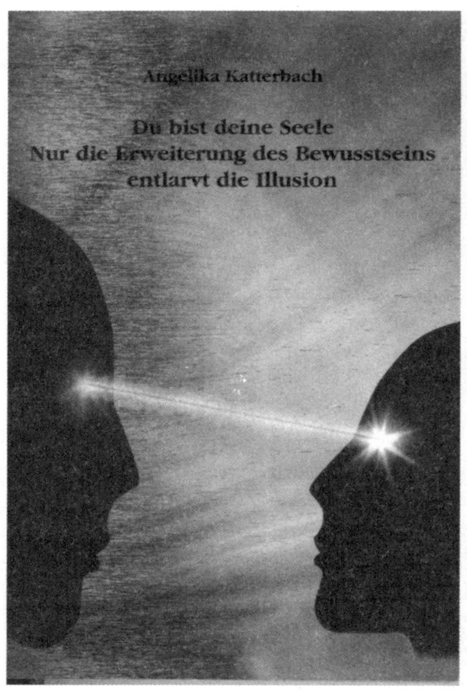

Die Erde und mit ihr die Menschen befinden sich in einer tief greifenden Phase der Transformation. Unsere Zivilisation ist auf dem Weg zunehmender Beschleunigung. Nur wohin? Unsere moderne Welt ist auf fehlerhaften Konzepten von Zeit und Geist aufgebaut und lebt gegen die Naturgesetze und die höhere Ordnung oder verneint sie sogar. Schon genug Zeichen, Warnungen und Prophezeihungen sind am Horizont erkennbar, die uns bedrohlich vor Augen führen, dass mit unserem so genannten Fortschritt und unserem Weltbild etwas nicht stimmt.

Wir brauchen alle dringend eine spirituelle Forschung, die die Begriffe Wahrheit, Wissen, Wissenschaft und Glauben in sich vereint und die über die beschränkten Ansichten der Dreidimensionalität hinaus geht in die Multidimensionalität des Kosmos.

Öffnen Sie Ihr Bewusstsein für die grenzenlose Schönheit und wundersame Ordnung des Universums. Ihre Seele wird es Ihnen danken, denn sie weiß, wo sie zuhause ist. Da SIE Ihre SEELE sind, ist es so wichtig, sich Ihrer Herkunft bewusst zu werden und in diesem Bewusstsein hier auf der Erde zu leben. Nur ein erweitertes Bewusstsein entlarvt die Illusion und ist eine unerschöpfliche, lebendige Quelle von persönlicher Kraft und Inspiration!

Du bist deine Seele. Nur die Erweiterung des Bewusstseins
entlarvt die Illusion
ISBN 978-3-936904-39-0

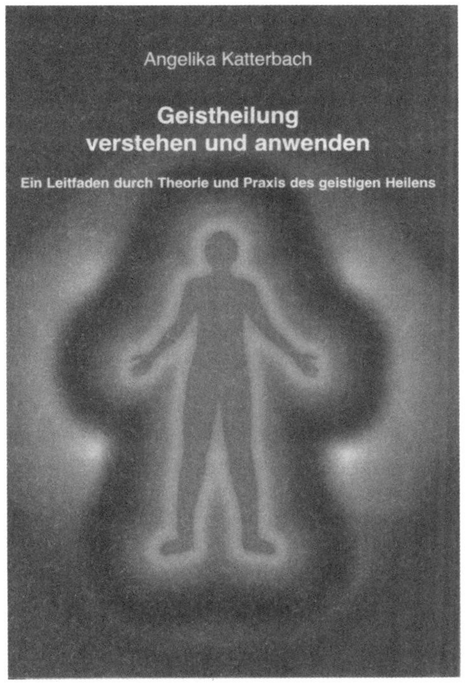

Da jeder Mensch göttliche Macht in sich hat, hat auch jeder Mensch ein gewisses Energiepotential in sich und seinen Händen. Das Geistige Heilen hat in den letzten Jahren immer mehr Zuspruch gefunden, doch viele wissen nichts Genaues mit dem Begriff anzufangen.

Dieses Buch ist ein praxisorientierter Leitfaden, der es Ihnen ermöglicht, Ihre innewohnenden heilerischen und übersinnlichen Fähigkeiten zu erwecken. Die kosmische Energie ist eine intelligente Energie, die ihren Weg immer zu den Menschen findet, die sie benötigen. Die bewusste Anwendung Ihrer übersinnlichen und heilerischen Kräfte wird Ihr Leben tief bereichern und Ihnen eine Menge von erstaunlichen Erfahrungen bescheren.
Öffnen Sie sich für die wunderbare kosmische Energie des Universums, die eine ewige Quelle der Kraft, Gesundheit und Inspiration ist und der Turbo zur Entwicklung Ihrer übersinnlichen Kräfte!

Geistheilung verstehen und andwenden
Ein Leitfaden durch Theorie und Praxis des geistigen Heilens
ISBN 978-3-936904-42-0

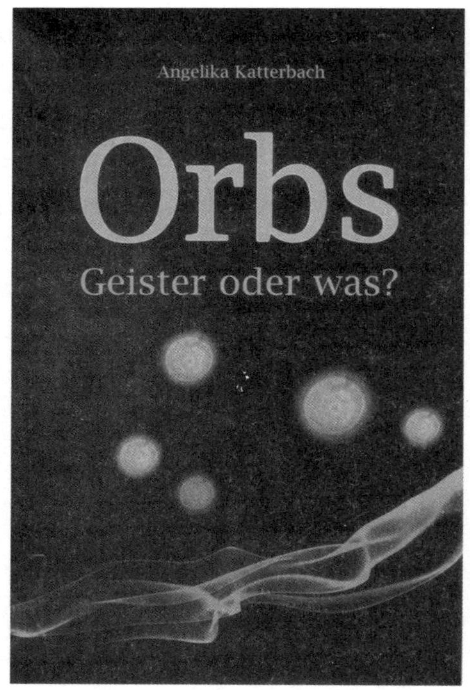

ORBS sind nicht von dieser Welt. ORBS liefern uns den Beweis, dass es höhere Dimensionen im Universum gibt. ORBS sind immer in unserer Nähe und sie wollen mit uns Kontakt aufnehmen. Deshalb nutzen sie ganz bewusst den Weg über die digitale Fotografie.
Diese kleinen ovalen oder runden, durchscheinenden, in allen Farben leuchtenden Kreise werden in diesem Buch nicht aus physikalischer, sondern aus spiritueller Sicht betrachtet.

Freuen Sie sich darauf, diese „Energiephänomene" kennen zu lernen und mit ihnen in Kontakt zu treten!

Mit vielen faszinierenden Farbfotos von Orbs - darunter einzigartige Aufnahmen aus den Kammern der Cheops Pyramide in Ägypten!

Orbs - Geister oder was?
ISBN 978-3-936904-46-8

Persönliche Notizen

Persönliche Notizen

Persönliche Notizen

Persönliche Notizen

Persönliche Notizen

Persönliche Notizen

Persönliche Notizen